はじめてのリハビリテーション医学

The REHABILITATION

須田 万豊［著］
慶應義塾大学医学部リハビリテーション医学教室

中外医学社

はじめに

〝リハビリって何? リハビリ科って何してるの?〟

こうした質問をコメディカルの学生、医学生や研修医に振ってみても、何やら難しい答えが返ってはくるものの、イマイチ要領を得ません。良い事前学習資料はないものかと医学書コーナーを見渡してみても、疾患や障害ごとのリハビリテーションの切り口で説明しようして膨大な量になり、各論の集合体の辞書と化してしまったものばかりでした。リハビリテーション医学、リハビリ科の人々とその仕事。自分たちのことをわかりやすく説明し、みんなに理解してもらえなければ、興味を持ってもらえません。他の科のイメージはそもそも正しく定着していることが多いのですが、リハビリ科の授業や実習ではいつも自分たちの解説から始める必要があります。

ただ、僕の授業を受けてくれる人は年間で百数十人程度です。ある時、学生から言われました。

——これ復習したいんですけど、教科書ありますか? え、ないんですか? じゃあ先生書いたらいいんじゃないんですか?

——そうだ、授業のことを本にしてみよう。そうしたらもっと色んな人にリハビリをアピールできるぞ……。こうして教育と臨床と研究の傍ら、僕はポチポチと原稿を書き始めました。

この本は、学生の講義や研修医の小講義でいつも最初に話しているリハビリテーション医学総論を整理して膨らませたものです。小難しい専門用語を排し、学生から大ベテランまで誰でもすんなり読むことが可能な、中堅のリハ医が語る(ある程度理想の)リハビリテーション医学。コメディカルの学生には将来を考える冒険の書として、医学生・研修医・他科の先生方にはリハビリ科を知る入り口として、コメディカルには自分の立ち位置を俯瞰するマイルストーンとして、療法士・リハ科医には自分たちの仕事を改めて言語化し、再確認し、布教(笑)する用の教科書としても使えるように書きました。

本文はリハ科医目線で語られているように読めてしまうかもしれません。でもリハスタッフ=患者さんに関わるすべての人に向けて書いているつもりですので、どの職種の人も主語を自分に置き換えて読んでみてください。また、難しい医学用語はなるべく使わずに脚注で追加で解説するようにしましたが、もしわからない単語が出てきても一周目は気にせず読み進めてください。

さぁ、明るく楽しいリハビリの世界へ！

ページをめくってください！

令和二年十一月

須田 万豊

目次

イラスト：さえじま　あこ

イントロダクション リハ医学の6つの特徴

ここは都内某所にある大学病院。

世にも珍しい「リハビリテーション医学教室」（リハ医学教室）があり、これまた、なかなか見かけないリハビリテーション科（リハビリ科）のドクターが働いています。

この大学病院のリハビリ科に、今日から研修医のAくんが1カ月研修に、看護学生のBさんが夏休みを利用して1週間見学に来ます。彼らに指導を行うのはリハビリテーション科医（リハ科医）で助教のR先生。朝8時30分、どうやら二人が受付に来たようです……。

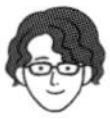

おはようございます！ 助教のRです。リハ科医6年目です。

二人とも朝からご苦労さま。軽く自己紹介をしてくれるかな？ そうだね、どうしてリハビリ科に興味を持ったのか、を含めて宜しくお願いします。

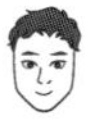

初期研修医2年目のAです。学生の時はテニス部主将でした！ 特技は病院の中ならどこでも寝られることです！

え、えーと、僕の出身大学にはそもそもリハ医学の講座がなくて、授業でもリハビリのカリキュラムがありませんでした。今、何科に行こうか迷っていて、一度全く知らないリハビリ科がどんなものなのか、ローテートしてみようと思いました。

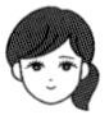

看護学部3年生のBです。障害児の支援サークルに入っています。
以前に祖母が骨折して手術したことがあって、その後リハビリ病院に何カ月か入院していたのですが、歩けるようになったんです。それからリハビリに興味があって……。授業でも教わったのですが今いちピンと来なくて、実際に見学をお願いしました。

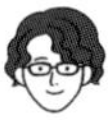

ありがとう! よくわかりました。さて、それではまず質問です。
外科なら手術で患者さんを治す科、皮膚科なら皮膚の病気を診ている科と、なんとなくイメージがあると思うけど、リハビリ科のイメージを聞かせてくれないかな? ここはどんなところだろう?

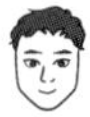

うーん、リハビリをして、一度失われた患者さんの機能を取り戻す……ところ[1]?

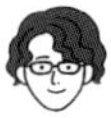

ふむ。間違ってはないかな。それじゃ、リハビリ科は他の科とどこが違うと思う?

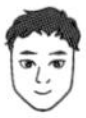

え……えーと……リ、リハビリをしているところ? び、Bさんはどう思う??

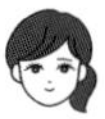

私の経験から言わせてもらうと、リハビリ科は生活をみている科だと思います。祖母が入院していた時も、トイレ動作や入浴の動作、家の段差を想定した練習などを行っていて、内科や外科の入院ではこういうことはしないなぁと思いながら見ていました。

1) 筆者の経験上、バリエーションはありますが、要約すると大半の学生がこう答えます。

ほう！　素晴らしい！　生活をみているというのはリハビリ科の一面を捉えられていると思いますよ。

それでは、リハビリ科のドクターは一体何をしているのでしょう？　Aくんわかりますか？

……。リ、リハビリの診察をしてリハビリの処方[2]をしている？

なるほど。Aくん達は他の科の先生達に頼まれていつもリハビリ科にコンサルトをしてきてくれるものね。実際に午前中はコンサルトされた患者さんを診に行くし、そういうイメージになるのも不思議ではないな。

けれども、たとえば我々リハ科医のいない病院では他の科のドクターがそれを行っているはずですよね。リハ科医特有のものだとどうでしょう？

生活についても深く診察するところ？

たしかにリハ科医はよくよく診察で生活を掘り下げますが、でもそれは他の科のドクターも当然しなければならないことなのではないかな？

そうですね……。

いやいや、今自信を持って答えられないのも無理はない！　単純にみんなの理解度を知りたかっ

---

2) リハビリは療法士単独で行うことはできず、薬と同様に医師が「処方箋」を出し、それに沿って療法士がリハビリを行います。このリハビリの処方自体は医師免許を持っていれば誰でもできます。

ただけなんです。

では軽くブリーフィングしましょう。リハ医学がユニークなところ、それは大きく次の6つにまとめられるのです。

リハ医学6つの特徴

- 活動医学
- 臓器別ではない
- 時と場所を選ばず
- 患者さんが患者さんを良くする
- チーム医療
- 100人いれば100通り

それでは僕たちと仕事をしながら一つひとつみていきましょう！

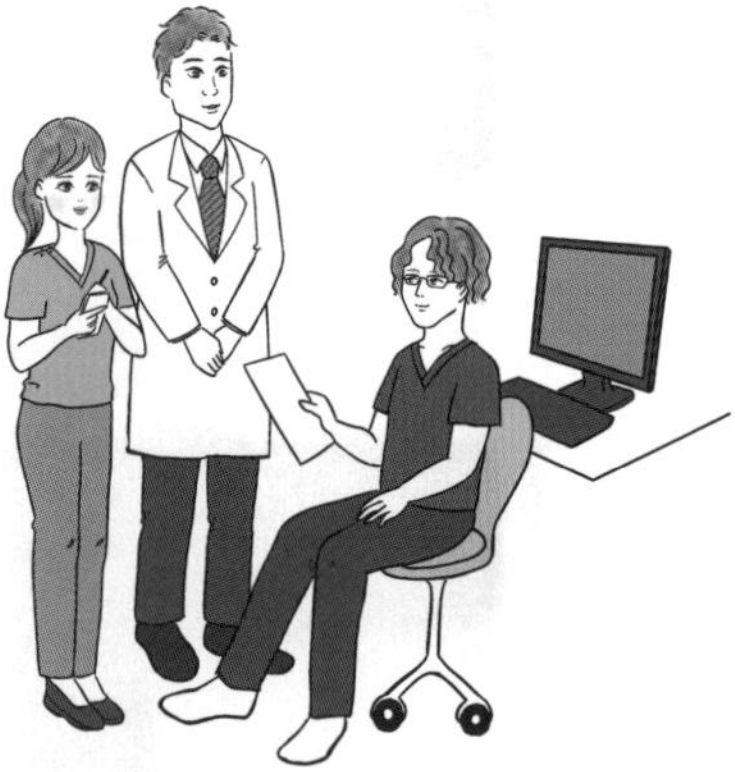

1

特徴1

リハ医学は活動医学〔理論編〕

本章のポイント

・リハ医学は活動を診て、活動を良くする学問である。
・行動を変容させてその活動を繰り返すと、細胞まで変化していく。

一般的な医学の考え方

この図1を見て下さい。人間の体って、細胞があって、それが集まって組織になって、それがまた集まって臓器になって、それらが集合して全身になりますよね。そして全身があって、活動があり、活動の集合体としての生活がある、と。実はドクター達は知らずと患者さんの治療をこの矢印の順番で行っているんです。

具体的にいきましょう。Aくん、夜中の救急外来に血圧が高くて困ったおばあちゃんが来たとしよう。高血圧の症状で多いのはなんだっけ？

えっ。頭痛……とか、めまいですか？3)

そうだね、そういった症状が困る、つまりめまいや頭痛が生活に支障をきたすから病院に来るわけだ。

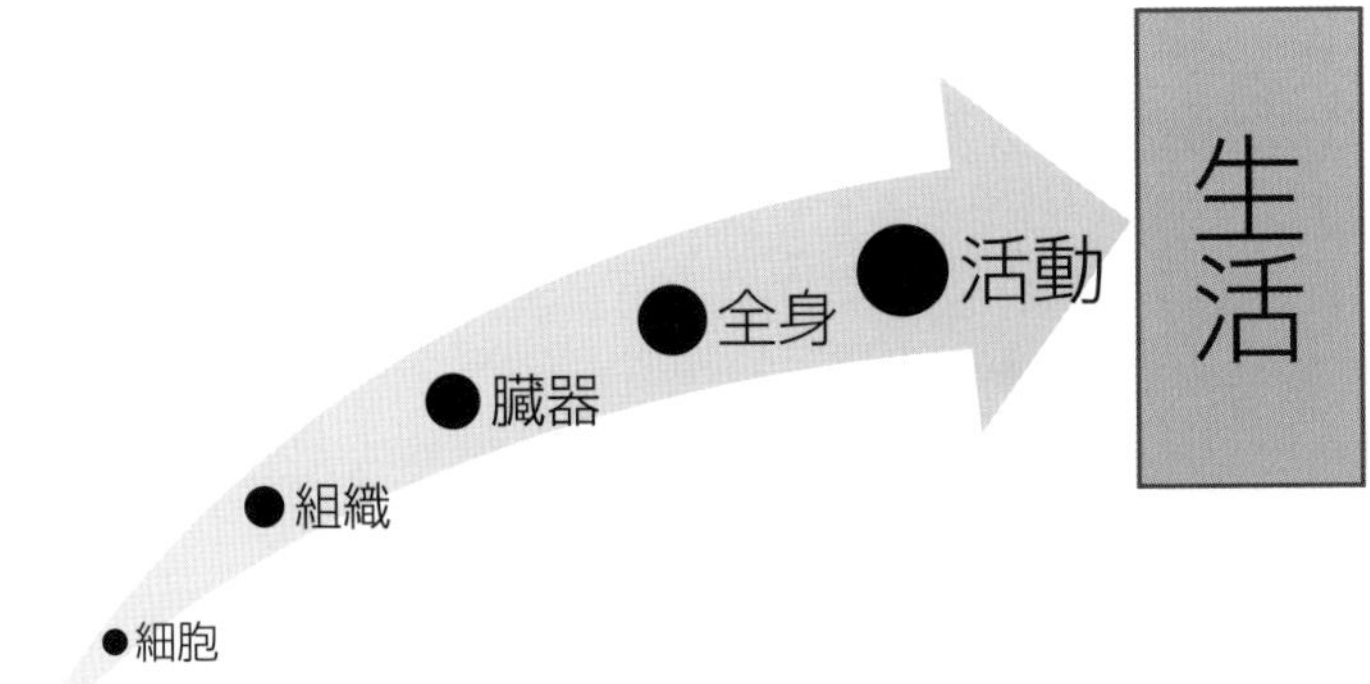

図1 治療における基本的な考え方の流れ

3)「高血圧の症状」の質問には学生・研修医ともに全然答えられなかったりします。脳卒中、なんていう珍回答も出ます（笑）。

こういう患者さんはAくんいつもどうしてる?

夜なので、とりあえず血圧を下げる薬を1回分出して、翌日の内科の外来にかかるように指示しています。

なるほど。Bさんにもわかりやすいように、降圧薬はループ利尿薬にしようか。Bさん、少し難しいかもしれないけど、腎臓で尿をいっぱい作らせて水を体外に出すことによって血液の量を少なくして、それで血圧を下げよう、という薬です。安価なので北米ではよく使われています。

はい。利尿薬については薬理学で習いましたので大丈夫です。

(すげぇ……)

ではこの治療、つまり利尿薬が作用するのはさっきの図1だとどこでしょう?

んっと、腎臓だから、臓器です。

お薬は飲むと分子という非常に細かい粒になって血液に取り込まれるんだよね? すると……?

あ、血流に乗って、腎臓に入って、腎臓の細胞[4]に作用します!

そうです! すると矢印を一つのぼって組織ではどうなるかな? 慌ててスマホで調べているA

4) 厳密にはヘンレループの細胞上のNa、K、2Cl共輸送体に作用しますが、学生の皆さんは気にせず読み進めてください。

くん、自信を持って答えてみて（笑）。

えっへん！ ヘンレの上行脚という組織で水がどんどん出ていきます！

では臓器と全身では？

臓器だと腎臓で尿がいっぱい作られるようになって、そうすると体液の量が減るので、全身では血圧が下がります。

そうすると、矢印の最後のところの活動・生活では、血圧が下がることでめまいや頭痛が良くなるので活動しやすくなって、生活が改善する、ということですね??

そのとおり。飲み込みが早いね。では足を骨折した人に対する手術、はどうだろう？ 同じく図1だとどこに作用しているかな？

骨は臓器だから……臓器に作用して、全身として骨折が改善し、活動として歩けるようになって、生活がより良くなる、ということでしょうか。

素晴らしい！

リハ医学の考え方 ―活動をみる

一般的な医学の治療の考え方の流れはわかってきたね。では図1でリハビリはどこに作用すると思う？

リハビリ……筋肉??
臓器ですか??

ふふふ。隣のリハビリセンター[5]では患者さん達はどんなことをしているかな？ まだ朝一だからそんなに患者さんはいないかもしれないけど、覗いてごらん？

白い服の人と松葉杖で歩いたり、タオルをたたむ練習をしている患者さんがいます。

松葉杖の指導をしている白い服の人は理学療法士（PT）ですね。タオルをたたんでいる患者さんにくっついて色々教えている

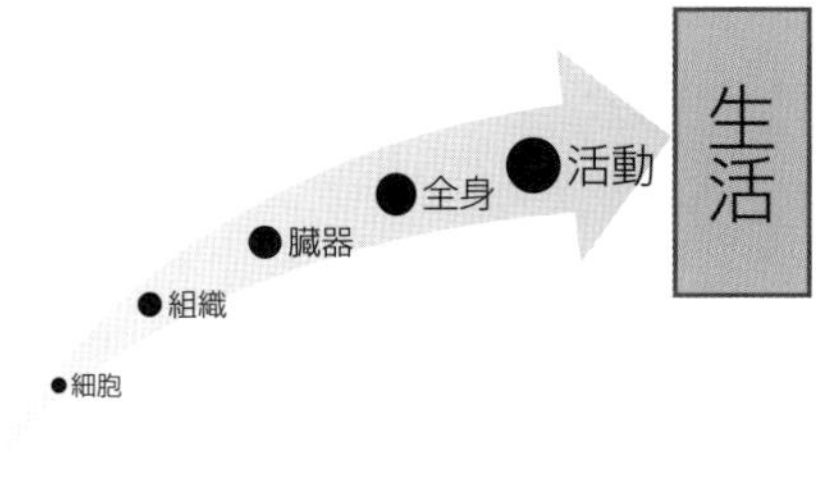

図1 治療における基本的な考え方の流れ（再掲）

5) 大体どの病院でも、病室以外でリハビリを行うことができる人は器具の揃った一つの大きな部屋でリハビリを行いますが、その部屋はあらかた「リハビリテーションセンター」という名前がつけられています。

白い服の人は作業療法士（OT）。

　まさにあの患者さんたちはリハビリをやってくれている訳ですが、つまり、松葉杖で歩いたりタオルをたたむ、という「リハビリ」は図1で言うとどこに該当しますか？

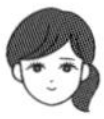

松葉杖で歩くのは活動？　タオルをたたむのは……活動であり、生活です。

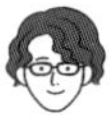

そのとおり！　つまり、リハビリは活動にフォーカスをあて、活動に介入するんです。リハ医学は活動医学とも呼ばれますが、これがその理由なんです！　我々は活動に介入して活動を良くするのです。

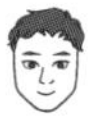

なるほど！　少しイメージが湧いてきました！　なんとなくリハビリというと患者さんが運動しているイメージでしたが、それは患者さんの活動を良くしよう、と活動に介入しているってことだったんですね。

活動を改善させると細胞まで変化していく

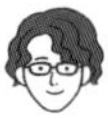

リハビリが活動をみているのは良いですね？　活動に介入して、活動を良くする。でも、効果はこれだけじゃないんです。活動を良くすると、なんと矢印を逆向きに進んで、細胞まで改善されていくんです。

二人とも脳卒中の患者さんを思い浮かべてください。脳卒中になって、手を動かす司令を出していた脳細胞が破壊されてしまって、片手が麻痺してしまって動かない。でも、頑張って手のリハビリをして、手をたくさん動かしているうちにだんだん手の動きが良くなってくる。これは実は細胞まで良くなっている証左なんです。手の練習をして、そもそもどうして手の動きが良くなるのでしょうか？ そして一体どこの臓器・組織・細胞が良くなるのかな？

んー、手の関節の拘縮[6]がとれて動くようになる？

たしかにそれもそうだね！ 拘縮がある人だったら、骨と筋肉をはじめとした臓器の集合体である関節を動かすことによって、骨や筋肉の組織の中の固まっていた成分[7]が徐々に切れて、細胞レベルでも可動性が高まる、と。

もうちょっと踏み込んで、脳細胞のレベルだ

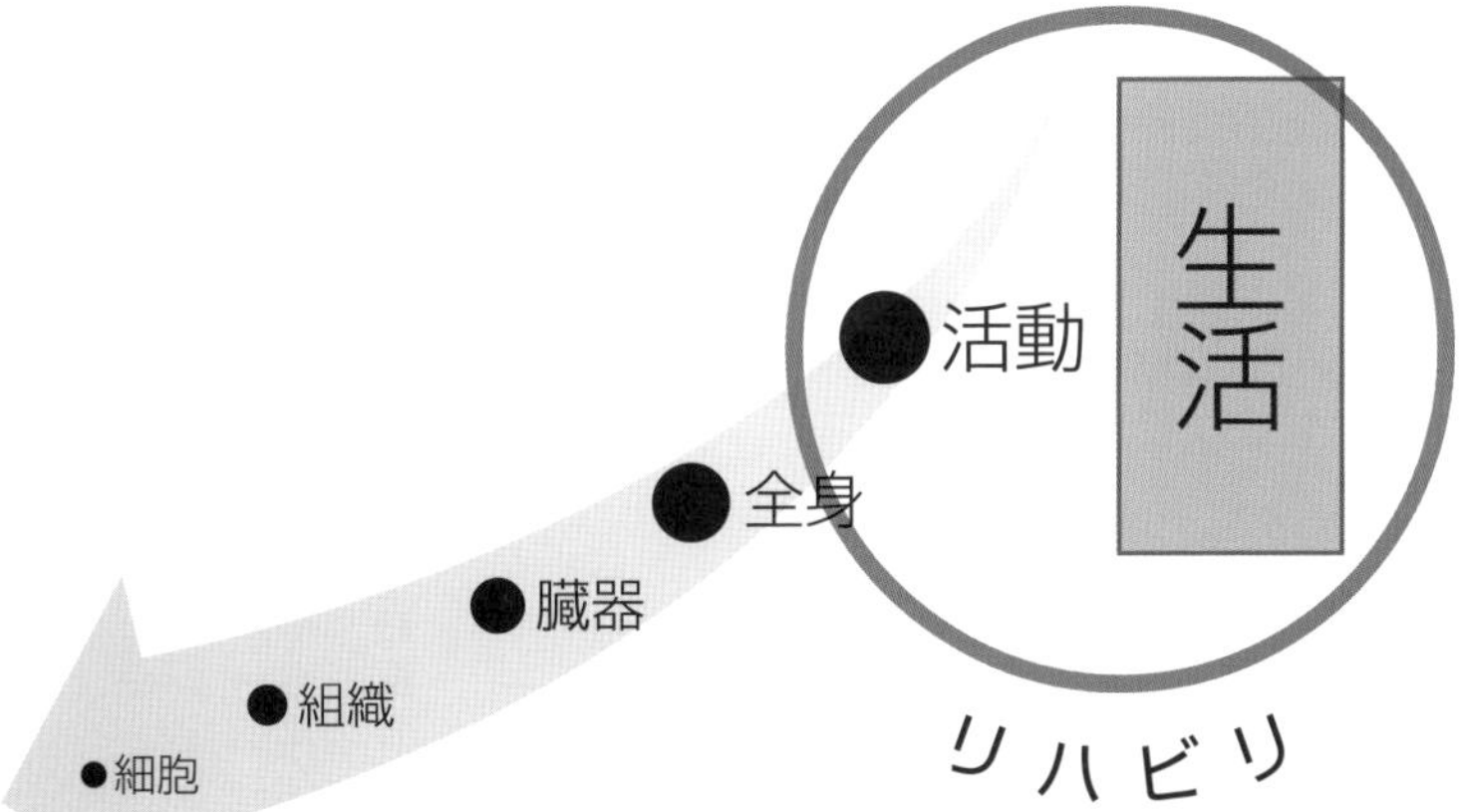

図2 治療におけるリハビリ

6) 超簡単な説明ですが、久しく関節を動かしていないと、関節が固くなってしまって動かそうとしても動かなくなることを関節の拘縮といいます。

7) フィブリンなどの詳細な話は他文献に譲ります。

とどうだろう？　手の動きが良くなることと、脳細胞の改善はどう関係していると思う？

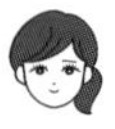

脳卒中の患者さんでは、脳の中でも脳卒中が起きたところの脳細胞は死んでしまっている訳ですよね……。
うーん、手のリハビリをしているうちに脳細胞が再生した？

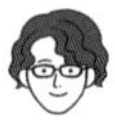

いいね。一昔前は脳細胞が再生することはない、と言われていましたが、どうやらごく一部は再生しているのかもしれない、と言われています。たしかにこの点でもマクロでは脳という臓器、そしてミクロで組織・細胞は良くなっているね。
　少し視点を変えてみようか。人間は起きている時に脳の3％程度しか使っていないって話は有名だと思うけど、どうしてだと思う？

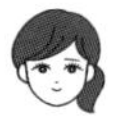

うーん、3％くらいしか使う必要がないからでしょうか？

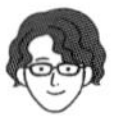

つまり、脳の中でもその時点で不必要な、勝手に活動されちゃ困る部分はどうなっていると思う？　例えば座ってご飯を味わっていたい時に、物凄く足の裏の感覚が鋭敏になったら困るよね。でも足の裏の感覚はいつも感じているはず。

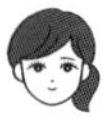

味に集中したい時は、他の感覚を感じる脳細胞は抑制されている？

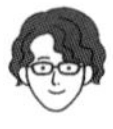

そう、あくまでも仮説だけど、そう言われている。それでは「抑制」をキーワードにさっきの脳

卒中の患者さんがどうして手のリハビリで手の動きが良くなるのかを語ると？

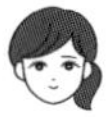

脳細胞の中でも、脳卒中で死んだ部分以外に、手が変な風に動かないように抑制していた脳細胞があって、その抑制が外れてきた？

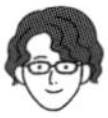

ナーイス！　そう、それも考えられるよね。他にも、少し難しくなるけど、「可塑性（かそせい）」といって、脳のある部分が身につけていた機能を忘れて、もう一度新しく別の機能を覚えられるらしい、ということがわかってきたのです。

　この可塑性をもとに考えると、手を司る部分が脳卒中でやられてしまったけれども、周りの脳細胞にその機能が移ってきた……ということも考えられますよね。つまり、活動に介入すると、脳細胞まで良い変化が及んでいく……と。**こういった変化は薬や手術ではなかなか難しいですよね。**

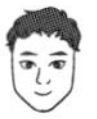

なるほどー！　言われてみれば学生の時に習っていたことは、この細胞↓・↓・↓活動・生活の矢印に沿ってですね。研修医になってから毎月違う科をローテートしてきましたけど、どの科の治療もやっぱりこの矢印に沿っていたなぁ[8]。

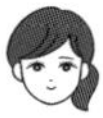

先生、細胞レベルでも良くできるのはわかったんですが、具体的には活動に介入する、というのはどういうことなのでしょう？　松葉杖歩行やタオルたたみはどうしてリハビリに必要なんでしょうか？

8) 病理学や法医学などの一部の科を除いて、おおよそ「お医者さんぽいこと」をする科の治療はこのベクトルで整理できます。

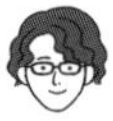

ふふふ、気が早いね。今までは活動医学の性質の話をしてきたけど、活動に介入する、その中身の話はこれからだ。実際に活動にどう介入するのかを知るには診察に行くのが一番です。それじゃ早速、僕と患者さんを診にいこうか。

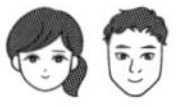

はいっ！

2

特徴1
リハ医学は活動医学〔臨床編〕

本章のポイント

- 臥床は多大な筋力低下、合併症を招く。なるべく早期から離床を開始する。
- 離床可能かどうかはリスクを踏まえつつ実際に活動を診察し判断する。
- 病棟指示の『安静度』にはその患者さんの最大負荷量を併記すべし。
- リハ科医は活動の専門家だが、様々な疾患にかかわる細胞や臓器の知識も求められる。

もしも……ここがリハビリのない病院だったら

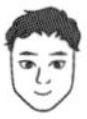
うひゃ！ 週末分のコンサルテーションがどっさりですね……。午前はこの患者さん達を診に行くんですか??

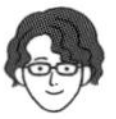
そう！ まずはこの人だ。一緒に予習をしようか。Bさんも電子カルテは使えるね？

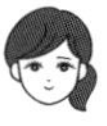
はい！ 実習の時にもらったIDがありますので。呼吸器内科からの依頼ですね。85歳の男性で、昨日入院になったようです。依頼は……。

> 変形性膝関節症[9]で当院整形外科かかりつけの方です。肺炎で当科入院となりました。入院中の廃用予防のため、リハビリをお願いします。
>
> （呼吸器内科　○○／研修医　●●）

ふむ。熱冷ましのお薬を飲んでいるけれども、今朝の検温でお熱は37度8分あったみたいだね。さて、どうしようね？ 呼吸器内科の先生は「リハビリ」をしてほしいみたいなんだけど、どんなリハビリをしようか？

9) 膝を長年使ってきたために関節が摩耗して痛みを生じる状態です。高齢者でよく見る疾患です。

……。肺炎だし、呼吸のトレーニングとかですかね？

Bさんはどう？ 情報は少ないけれども、イメージしてみよう。

うーん、膝が痛そうなのでまずはベッドの上で筋力を鍛える……とか……。

ふふふ、そりゃわからないよね（笑）、よろしい！ こういう時は逆に、〝リハビリが無かったら〟、と考えていきましょうか。Aくん、85歳のお爺ちゃんが肺炎で入院してきました。高熱が出ています。さて、「活動」の面でその日の夜に起こることは何でしょう？

熱が出ていたらふらふらするので……転びそうですね。大体、夜は自分でトイレに行こうとしちゃって転ぶ人が多い気がします。

看護師さんからトイレに行く時はナースコールを押すように言われているはずだけど？

熱が出ていてもうろうとしているので、そういうことは忘れてしまっているのでは。

ふむ。こういった急性期病院[10]では、肺炎の患者さんにはほぼ確実に抗菌薬の点滴がつながっているはずだけど、それが何なのかも忘れてしまう？

あ……。点滴も抜いてしまうかもしれません。ベッドから一人で立ち上がろうとしたら点滴が抜けてしまう

---

10) よく使われる表現にも関わらずちゃんとした定義がありませんが、市民病院をイメージして頂ければよいかと思います。救急外来をもっていて、手術が可能で、短期の集中治療のための入院病床が多数ある、いわゆる規模の大きな「病院」を思い浮かべて頂ければよいです。

かも。

いい推論だね。そういう状態を何て言うんだっけ？　Bさんわかる？

認知症でしょうか。

たしかにもともと認知が悪かったらそういうことも起こるけど、昨日まではしっかりしていた人、という設定で行こうか。すると？

あ、せん妄です。

そう、病気や身体の悪い状態が原因となって、程度の差はあれ一時的に何らかの精神症状が出てしまう、のがせん妄だよね。ではAくんが言ってくれたように、点滴を抜こうとしてしまったり、自分でトイレに行こうとしてしまったりする人はどうなっているかな？

手にミトンをつけられています。あんまり動いてしまう人だとベルトでベッドに固定されている様子も見かけます[11]。

ふむ。夜になってそんなものをつけられたら、Bさんだったらどうする？

うーん、寝ます。

---

11) 厚手の手袋を装着すると指を使った動作がやりにくくなり、点滴を抜くなどの危険行動の予防として日本では広く使われています。残念ながらベルトでぐるぐる巻きも病院ではよく見る光景です。

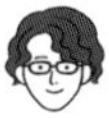
もちろん寝てくれる人もいるんだけど、Aくん、病棟ではどんな風になっている人が多いかい？

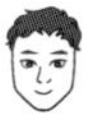
怒って外そうとします。叫んだりする人もいます。

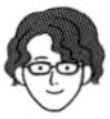
そうすると寝られるかな？

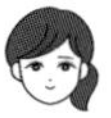
寝られないです……。

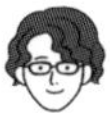
では寝られないで朝になったらどうなると思う？　Aくんは徹夜明けのテストの後ですることは何だった？

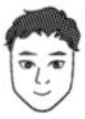
寝ます！

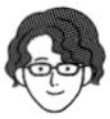
そうだね。夜間寝なかった分を日中寝る、と。そうすると夕方どうなるかな？

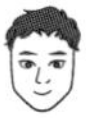
起きます！

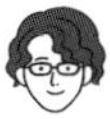
起きたらどうする？

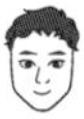
うーん、まだ肺炎で入院2日目で……体の状態は良くなっていないと思うので、せん妄は続いていて、また暴れちゃうような気がします。

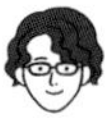

そうするとどうなるかな？

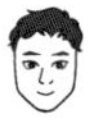

また夜中寝られない……。でも先生、僕だったらそろそろ精神科の先生にコンサルトして、せん妄を抑える薬を処方してもらいます。

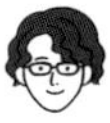

そうだね。よく精神科にコンサルトがかかるよね。ただ、体の中で細菌と戦っている状態が続いていて、高熱を出している高齢者で、そんなにバチッとせん妄を抑えられた人っていたかい？

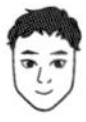

うーん……。あんまり効かなかったり、夜中寝られるようになったけど、日中もお薬が残っていて眠気をひきずってしまうことが往々にしてあったような……。

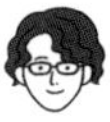

では仮にせん妄を抑えようと出した、眠くなるお薬が効きすぎてしまってその量の調整をしているうちに1週間たったとしよう。ベッドの上でずっと動けないまま1週間。その間も抗菌薬は点滴されてるから、肺炎自体は多分良くなっているよね。Bさん、この患者さんの活動はどうなっていると思う？ 歩けるかな？

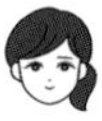

とても歩けないと思います。

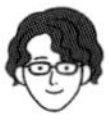

うん、**85歳の人を1週間も動かさないともう寝たきりになっていることも多い**[12]んだよね。他の活動はどうだろう？ せん妄は？

12) 筋収縮力が常に最大筋力の20%以下であるような、いわゆる安静の状態が続くと、1週間で10～15%の筋力低下が生じるとされています。これに鎮静が加わればさらに筋力低下が進みます。

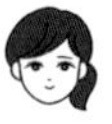

肺炎が治ったら良くなっているとは思いますが。

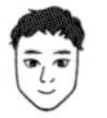

いやいやそれがねBさん、せん妄かと思っていたら、肺炎が治ってみたら認知症になっていたなんてことも実際の臨床ではよくあるんだよ。寝たままにしておくのって怖いですね……。

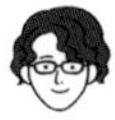

そう。そして急性期の入院の期限[13]が迫ってくる、と。認知も歩行も悪いまま家に帰してしまったら、その日のうちに一人で立ち上がってトイレに行こうとしてしまって、骨折してまた入院になってしまうよね。

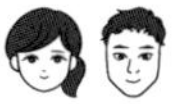

ブーメランだぁ……。

それではリハビリのある病院では

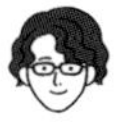

さて、話を戻そう。この患者さんをこういう状態にしないようにするには、どういうことをすれば良かったんだろう?

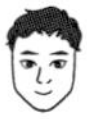

夜眠れるように昼起こす!

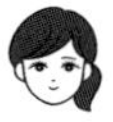

寝たきりにならないように、しっかり歩いてもらう!

13) 日本の病院は患者さんにいつまでも入院していてもらうことは難しく、ある期間（その病院の役割ごとに長さは異なります）を過ぎると国から貰えるベッド当たりのお金がガクッと下がってしまいます。これはよく期限と表現されます。

そう！　どちらも必要ですね。昼間に歩く時間を設けるのはまさに必要なリハビリの練習ですし、昼間あの手この手で起こす……つまり離床を促すのはリハビリ看護の技術です。どちらも立派なリハビリテーション医学ですね。

あと、肺炎の原因がもし「嚥下（えんげ：飲み込みの機能）障害」で、食べたものが肺に入っていて肺炎を起こしていたのだとしたら、何も介入しないで家に帰してしまうとまたすぐに肺炎になって入院してしまうかもしれない。いわゆる嚥下リハビリを行わないといけません。

リハビリでは飲み込みも診るんですね。たしかに内科でも外科でも飲み込みは自分で診なかったなぁ。

左様！　ここで図1を思い出してみて下さい。歩く、離床を促す、飲み込みの練習をする……これらは細胞→組織→臓器→全身→活動・生活の流れで考えるとどこに介入しているでしょうか？

活動・生活です！

そのとおり！　だんだん掴めてきたかな？　それでは「もしもリハビリが無かったら」のくだりが現実のものにならないように、この患者さんをしっかり診ましょう。もう一度依頼を確認するよ。

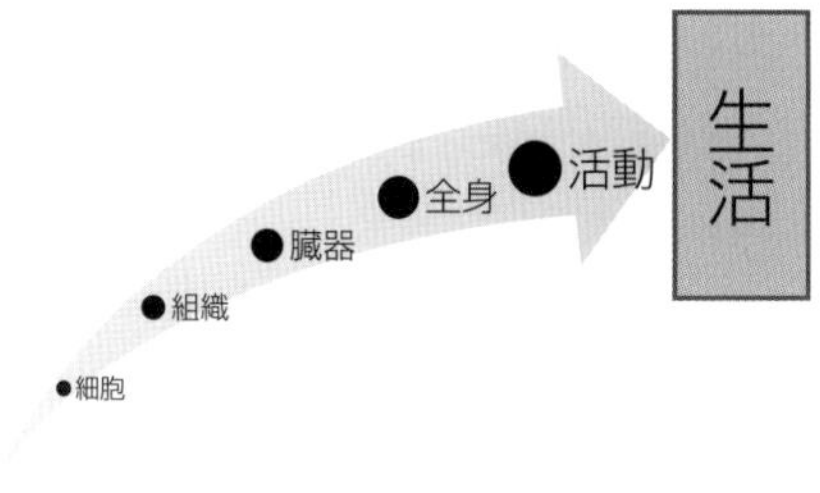

図1　治療の考え方の流れ

変形性膝関節症で当院整形外科かかりつけの方です。肺炎で当科入院となりました。入院中の廃用予防のため、リハビリをお願いします。

（呼吸器内科　〇〇／研修医　●●）

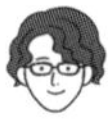

お熱は37度8分までは調べたね。さて、Bさん、さっき「寝たきりにならないように、しっかり歩いてもらう」って言ってくれたけど、どう？　この人できそう？

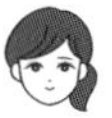

やめておいた方がいいんじゃないかと思います。

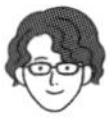

なぜ？

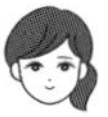

えっ……。お熱が高いので……。

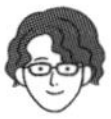

肺炎があって熱が高かったら立って歩いたりしてはいけないの？　Aくんはどう思う？

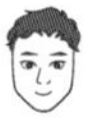

呼吸器内科の先生が看護師さんに指示している「安静度[14]」も「ベッド上安静」ですし、僕もそう思います。

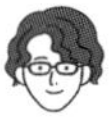

それ、誰かに教わったの？

14) 医療者と患者さんで取り決めた、入院中に患者さんが自分で移動して良い範囲、と一般的には理解されています。「院内フリー」や「室内フリー」など様々に設定されます。

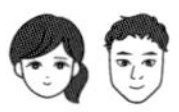

いえ……。

肺炎の人は立って歩いてはいけないの？

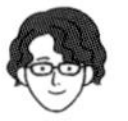

もうちょっと調べてみましょう。まずお熱は熱冷ましを内服していても37度8分と上昇を認めます。血圧は問題ないが、脈拍数は100と少し高めですね。お鼻につけたチューブから少しだけ酸素を吸っているけど、血液の酸素の濃度（酸素飽和度）は95%とまずまず[15]です。レントゲンだと右の肺の下の方がすこしだけ白くなっていて、呼吸器内科の先生はここが肺炎の病巣で、食べ物の飲み込みが悪くて肺炎になってしまった可能性がある、と疑っているようですね。

　ではAくん、Bさんにもわかりやすく採血の結果を説明して。

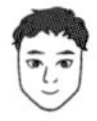

はい！　肺炎がどれだけ悪いか、を採血で追う時は「炎症の値」で評価しますが、炎症の値は上がってはいるものの、普通の肺炎だな、特段命に別状はないだろうな、というくらいの値です！

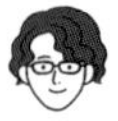

おお、さすが初期研修医！　学生の心がわかってるね。素晴らしい！

　それから看護師さんが聴取したところによると、昨日の朝までは奥さんと買い物に行けていたみたいなのだけれども、お昼くらいから徐々に息が苦しくなってきて、夕方にタクシーで当院の救急外来を受診したそうです。

15) 大体90%台あればお医者さん達は安心します。

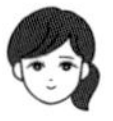

なるほど。変形性膝関節症があって膝が痛いけれども、昨日までは外を歩けていた。熱冷ましを飲んでいなければもっと熱がありそうな肺炎だけれども、炎症の値は特段命に別状がないだろう、というくらいの上がりである、と。そして肺炎は飲み込みの悪さからきているかもしれない。

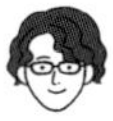

カルテからわかる範囲でまとめるとそのとおりですね。

さて、立って歩くのをやめておいた方が良いっていうのは、立って歩くと困ることがあるから、ですよね。肺炎になったばかりの患者さんが立ったり歩いたりすると何が困る＝リスクがあるのでしょう？

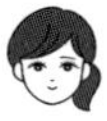

肺が悪いところに運動すると血液中の酸素が下がってしまう？

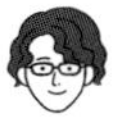

まさにそれは怖いよね。Aくん、この人の状態で立って歩いたら酸素は下がるかな？

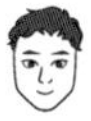

わかりません……。肺炎における炎症の値と酸素飽和度の関係ってあるのでしょうか……？

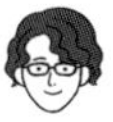

そんな難しく考えなくても、実は簡単にわかるんだけど……（笑）。

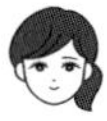

あ！　モニター[16]を見ながら立たせてみる！

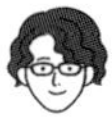

そうだよね（笑）、やってみればすぐにわかるんだよ。酸素の値が下がって患者さんが苦しくなっ

16) 患者さんに貼り付けたデバイスが、心電図、脈拍数、酸素飽和度などを感知して画面に表示してくれます。

ちゃったらやめればいい。

他のリスクとしてはどうでしょうか？ 少し難しいけど、採血の具合から考えると、この人は恐らく肺炎を引き起こしている細菌が全身の血液に回ってしまっている「敗血症」の状態になっている。この状態で患者さんを動かして起こりうるリスクはなんだろうね？ Aくん。

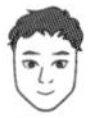

この採血結果では考えにくいですが、もしひどい敗血症でショック[17]になっていたら、立たせたりすると血圧が下がってしまって意識を失ってしまうかもしれません。

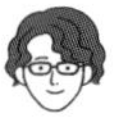

できるね！ ではそれを確認するには？

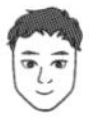

血圧を測りながら徐々に離床させてみればいい！

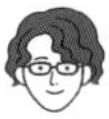

そのとおり！ 血圧が下がったらすぐに横になってもらえばいいよね。つまり、**肺炎があって熱がある人が立って歩いてはいけないの？** に対する答えは、〝やらせてみないとわからない〟、です。これ学校で教わらないんだよねぇ……。

離床を妨げる「安静度」という名の罠

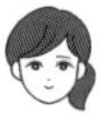

ただ先生、それではこの主治医の設定した安静度って何なのでしょうか？ 立たせたりしたら我々はこれを破

17) 体が細菌と大戦争を繰り広げた結果血圧が下がってしまい、重要臓器の血流が維持できなくなる、生命の危機の状態です。

ることになってしまいませんか？

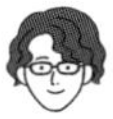

うん、**主治医の考えている「ベッド上安静」という安静度は、「病棟での患者さんの単独行動に対するリスクマネジメント」**だよね。

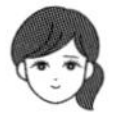

自分一人でベッドから立ち上がってトイレに行くのは転ぶかもしれなくて危ない。だからベッドで寝ていてください、ということ。

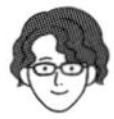

しかし、この指示が単に安静度の名目で入っていると、看護師さん含めたコメディカルは、患者さんはとにかく常にベッドにいなければ危ない、と勘違いしてしまうことが往々にしてあります。明らかに付き添いがあれば歩いてトイレに行けるのに、オムツにそのまましてください、なんてね。

つまり、**医師が「活動時の疾患の重症度から見た適切な最大負荷量」としての安静度も指示することがとても大事なんです。**僕はいつも診察したらカルテにどの程度までは活動させて大丈夫、って書いてますけど、これは本当は主治医の仕事なんですよ。

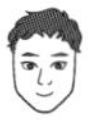

うーん、今まで僕が診て救急外来から入院してもらう人は、盲目的に「ベッド上安静」で設定していました……。でも先生、病棟での転倒を防ぐために、リハビリの時間だけ動いてもらうのではだめなんでしょうか？

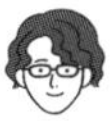

お！ それは急性期の先生みんなが思う疑問だね。一昔前まではそうだったんです。転んだら困

るから病棟ではみんな強制的に寝かされていた。しかし、最近は**離床を促進する**ことによって**様々な合併症を防げる**ことがわかってきたんです。たとえばこの患者さんだったらずっと寝ていると、肺炎で出た大量の痰が肺の背中側に溜まってしまう。そうすると咳をしても痰が出ていかなくなって、肺の一部が呼吸に使えなくなってしまったりする（無気肺）んですよ。もっと簡単なところだと、リハビリの時間動いていても、その他の時間を寝て過ごしていたら床ずれになってしまうかもしれません。つまり、リハビリの時間以外もなるべく活動量を確保するのが望ましいわけです。

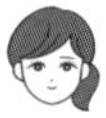

あの、離床を頑張りすぎて消耗しちゃったりはしないんでしょうか？ どの程度やったら体力を使い果たしてしまうのかがわからなくて……。

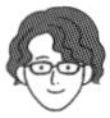

良い質問です！ 何をもってやりすぎ、と考えるかですが、まず第一は**翌日まで疲れを持ち越していたらやりすぎ**です。そして離床中は、もちろん先程言ってくれたように呼吸数、血圧や酸素飽和度といったバイタルの変化もポイントですが、バイタルが安定していても、患者さんの自覚症状が悪くなってきたら休憩を挟んだほうが良いです。けれども、たとえばトイレに歩いていくのに何度も休憩を挟まなければいけないようであれば**難易度を下げて離床させてあげる**のも手です。そのくらいの状態の人であれば、車椅子に乗り移ること自体も、そして車椅子に座っていることでも十分離床になります。できるようになってきたら難易度を上げればいいですよね。

さて！ これを評価するのは誰でしょう？

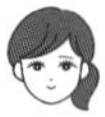

ドクター？ いえ、看護師も見なければいけないし、リハビリの場面でも観察しないといけないし……。

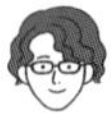

そう！ 答えはスタッフ全員でみて、全員で情報共有です！

治療の責任者はドクター[18]で、安静度の指示者はドクターですので、もちろんドクターも把握している必要があります。患者さんの動作（量）を指示した結果（結果が良くても悪くても）に責任を負わなければいけないのはコメディカルではないですよね。もちろんこんなことは学生の時に教わってないと思いますが、現場ではここをしっかり考えることが重要です。

さて、それでは診察に行きましょうか。二人は最初なので、患者さんにご挨拶したらまずは僕の診察を見ていってください。

活動のスペシャリストであり、究極のジェネラリストである

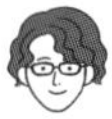

お疲れ様でした！ パパっと診察しましたけど、二人ともどうでしたか？

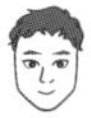

意外と動けましたね!! 酸素をつけながら病棟を歩けるなんて！

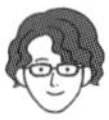

この人は大きなバイタルの変化なく歩行できましたね。病棟を半周しても余裕そうだったから切り上げたけど、まだまだ歩けそうでした。でも、みんながみんなこんな風に上手く行くわけではないということは頭の片隅に置いておいてください。

18) 今まで肺炎の患者さんについての離床を説明してきましたが、疾患によっては早期離床を慎重に行わなければならないものがあります。急性期の脳卒中や心不全などがその例で、やりすぎると悪化してしまうことがあるため、リハ科医のいない病院のドクター・コメディカルは一度医中誌などで「その疾患」「離床」で検索されるのが良いと思います。

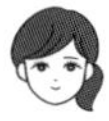

こんなに患者さんのお話を聞くのは初めての経験でした。歩くときには何を使っていたのか、いつも買い物に行くスーパーまでの距離、家は一軒家なのかマンションなのか、子供達はどこに住んでいるのか、家では何を食べていたのか……。

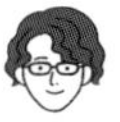

うん、退院したらできればご自宅で生活してもらいたいけど、そのためには何が必要か、ということを考えるには生活の様子を知らないといけないでしょ？　そうすると内科病棟の看護師さんが取ってくれた情報では少し足りなかったんだ。

　さて、Aくん。さっき僕がやった診察を少し思い出してみてください。どんな流れだったかな？

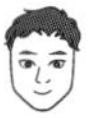

はい。バイタルを測りながらまず座ってもらって、関節の動き方で悪いところがないかどうかを調べて、全身の筋力をみて、立ち上がって歩いてもらって……最後に飲み込みの診察をしていました。

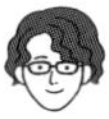

そうだね、では診察の後、どういう風にリハビリの治療をしていきましょう、と僕は説明していたかな？

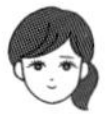

明らかにガクッと筋力が落ちているところもなく、歩く能力に関しては持久力は一時的に落ちているけれども、毎日しっかり立って歩く練習をしていれば歩いて帰れるだろう、とまず**予後予測**をお話ししていました。

ただ、お食事中にムセることがあったし、診察上も少し飲み込みに関しては怪しいところがあるので、簡単なものから練習を始めて、少し落ち着いた段階で飲み込みの検査をしましょう、と。立って歩く練習をするのに理学療法のコーチが、飲み込みの練習は言語聴覚療法のコーチがつきます、と説明していました。凄くわかりやすかったです。

うん、大体そんな感じだね。さて、ここで少し復習しましょう。僕が診察していた内容、そこから導き出したリハビリプラン[19]は図1で言うところを診ているでしょうか？

活動・生活です！

でも先生、最初採血の値やレントゲンも調べていませんでしたか？リハ科医の先生はやはり細胞も診ているんじゃないかと思うんですが……。

良い質問です！活動医学、というのは他の科との相違点ではあるけれども、リハビリテーション医学が活動しかみていない、ということではありません。

　つまり、リハ医学はたしかに活動をみて活動に介入する活動医学だけれども、活動に介入するためには当然細胞～全身の知識も備えていなければならないんです。リハ科医は活動のスペシャリストであると同時に、他の科の知識にも広く精通している究

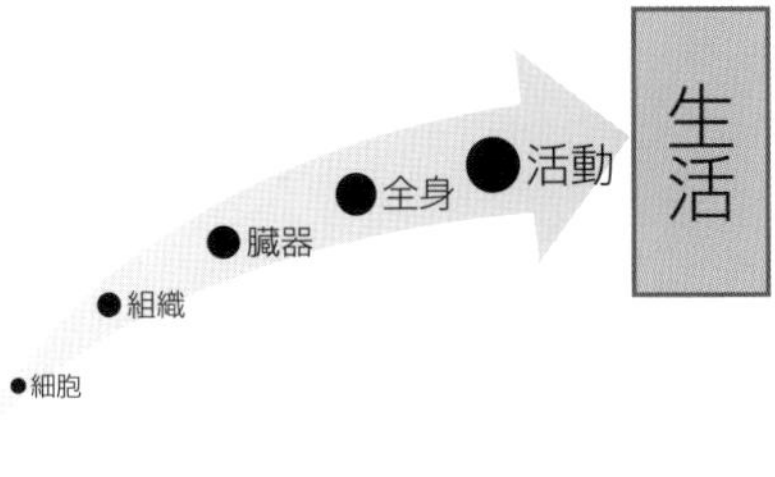

図1 治療の考え方の流れ（再掲）

19) リハにおいてObjectからPlanを導き出す過程、つまりAssessmentはそれだけで一冊の本になるので、ここでは割愛します。基本的な考え方は発散的思考で、これをやらなかったらこう困るだろう、と想像を膨らませていく方式です（状況証拠から病名や起因菌をつきとめたりする、いわゆる内科的な思考法は収束的思考です）。

極のジェネラリストでもあるわけです。

ここらへんは外来の患者さんを診ながら説明していきましょう！　そろそろ予約の患者さんが来る時間だから、リハセンターの診察室に戻ろうか。

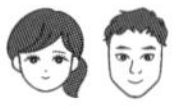

はい！

3

特徴2

リハ医学は年齢・臓器別にあらず

本章のポイント

- リハ医学は活動の障害があるすべての人を対象としている。
- 医学の様々な専門科は年齢や臓器別に分けられるが、リハビリ科はそのすべてを診る。
- リハ医学は患者さんのポジティブな面にフォーカスを当てる、明るい科である。
- リハ外来でもリハ科医の専門性は存分に発揮される。

活動の障害がある限り、すべての人が対象

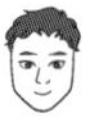

R先生、全然イメージが湧かないんですが、リハビリ科の外来ってどんな患者さんが来るんですか？ みんな退院してからもリハビリしてるんですか？

急性期病院と回復期というリハビリの病院とで少し違うんだけれども、今日は2人とも大学病院のリハビリ科の外来についているから、急性期病院をベースに話しましょう。

表1が今日の外来の診察予定です。

この紙は看護師さんが朝サクッとまとめてくれているだけだから、ちょっと難しい単語があるかもしれないけど、目を通してみてください。どう？

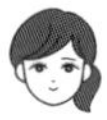

うーん、結構難しいです……。

表1　外来診察予定メモ

8月○○日：R先生外来

9：30	52歳男性	左視床出血後10年。右片麻痺。ボトックス注射後フォロー。
9：45	1歳女性	運動発達遅滞。外来リハ中。定期フォロー。
10：00	25歳男性	新患。整形外科より。C7完全脊損・復職済み。装具の異音。
10：30	74歳女性	新患。神経内科より。パーキンソン病Yahr3。家屋環境調整含め、外来リハ依頼。
11：00	55歳男性	2カ月前心筋梗塞。多忙のため外来リハご希望されず。9時半～運動負荷試験。終わってから診察。
11：15	46歳女性	舌癌術後嚥下障害。外来リハ中。定期フォロー。
11：30	54歳女性	右脳梗塞後1年。復職前の障害情報共有。上司さんも来院されます。

でも患者さん達の主治医をみると、脳神経外科に、小児科に、整形外科に、神経内科に、循環器内科に、耳鼻科にと、色んな科の先生から依頼された方をリハビリ科で併診しているんですね。

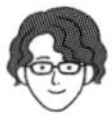
そう。この患者さん達のもとの病気は様々だけど、共通していることが一つあるよね。何でしょう？

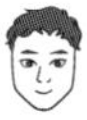
麻痺、運動発達、運動耐用能に嚥下……全員「活動」に障害があります。

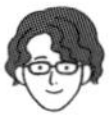
そう、前章で解説したとおり、リハビリ科は活動の障害を診る科だ。つまり、**活動に障害を抱えている人なら誰でも診る必要がある**。

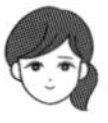
それが子供であっても、お年寄りであっても。

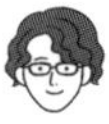
そう。活動の障害に年齢は関係ないよね。

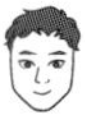
なるほど、どの科で診ている患者さん、っていうくくりもないわけですね。

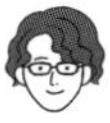
そう、わかりやすく言おうか。Aくん、耳鼻科の先生が皮膚のがんの手術なんて絶対してくれないよね？　同様に、脳神経外科の先生が心臓の手術をするかな？

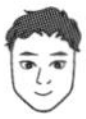
頼んでもしてくれないと思います。

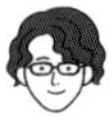

そのとおり。つまり病院にある「〜〜〜科」のほとんどは、**年齢別と臓器別で専門が分かれています。けれども、リハビリ科はこの範疇にありません。**つまり、一般的な科は専門とする年齢と、皮膚とか心臓とか、専門とする臓器で分類することができますね。小児科は子供、耳鼻科なら耳・鼻・のど、脳神経外科は脳と脊髄のこと、というように。

一方、リハビリ科の先生が心臓の手術をする人を診るでしょうか？

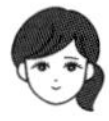

さっき病棟のコンサルト一覧にチラッと心臓外科からの依頼が見えたので……診ると思います。

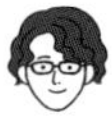

うん、手術の前も手術の後も、その心臓の状態に合わせた運動をやっていかないと、患者さんがどんどん動けなくなってしまう。体の中のことが活動に影響を与えてしまうのであれば、活動に介入しなければならないですよね。

では続けて。リハビリ科の先生は新生児を診るでしょうか？

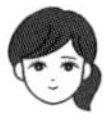

外来に運動発達遅滞の子供ちゃんが入っていたので……多分新生児期から診ていたのだと思います。

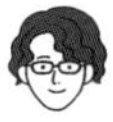

ふふふ。この流れだったら「診ている」が答えだよね(笑)。

そう、発達障害の子の併診に入ることもあるし、もっと急性期なケースだと先天奇形で息ができないから、手術ができる大きさに成長するまで挿管して人工呼吸器、みたいな子を安全に運動させる時間をつくったり、といったこともある。

ということで、**リハビリ科は年齢別でもなく、臓器別でもないんです。**よく**リハビリ科は全**

身を診る、と表現されますが、それは年齢・臓器にとらわれずに患者さんの活動に関連するものを頭から爪先まで診ている、ということです。

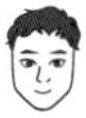

先生、アツくなるのはいいんですが、そろそろ最初の患者さんの時間です！

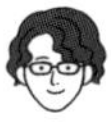

む！　やばいやばい。お招きする準備をパパッとしよう。君たちはそこに座って最初は見学です。ちゃんとご挨拶をしてくださいね。

笑顔の科、リハビリテーション科

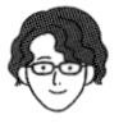

はい、カルテを書きながらで申し訳ないけど、次の患者さんまでの間の時間で質問タイムです。感想でも何でもいいので何か喋って。静かな外来苦手なんだ（笑）。

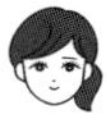

なんというか……ポップな外来ですね。これ……ジャズですか？

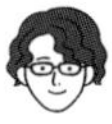

そう。スローテンポのジャズ。どこら辺がポップだった？

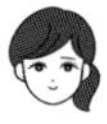

明るいなって思いました。まずそのスピーカーから音楽が流れてて……こんなの初めてでした。あと、患者さんも先生もとっても笑顔で……。とても明るいって思いました。先生嬉しそうですね（笑）。

JCOPY 498-06730

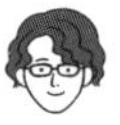

うふふ。君達がそう思うってことは患者さんもそう思ってくれてるってことじゃないか。嬉しいとも！　狙いどおりだ！

指摘してくれたとおり、**リハビリ科は笑顔の科、リハビリ科は超明るい科です！**　リハビリ科に来る患者さんは何かしら障害を抱えていて、その障害自体は完治しないことも多い。障害がある中で人生をエンジョイしていこう、そのためには何をしよう、とみんなで考えている時に、**暗くしていてもしょうがないんですよ**。もちろんご本人が障害を受け容れられていない時に悲しくなってしまうのはしょうがないけれども、そこで我々まで暗くしてたらモチベーションはいつまでたっても上がらないですよね。

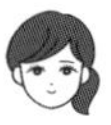

たしかに……さっき病棟で患者さんを診た時もそうでしたけど、先生はポジティブなことしか言わなかったです。ネガティブなことばかり考えていたらモチベーション上がりませんものね。

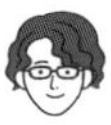

ふふふ、すべての事象は二面性があるからね。たとえば麻痺で片手が動かしにくいってことも、捉え方を変えればもう一方の手がよく動いてるから、生活は良い方の手でできる、って考えられますよね。**リハビリ科はダークサイドを見るのではなく、ポジティブな面にフォーカスする**んですよ。脚の麻痺があるから歩きにくいね、じゃなくて、麻痺の脚をこう使ったら、補助具はこれを使ったら、もっとスムーズに歩けるんじゃない？　旅行も全然行けるんじゃない？　って頭をひねる科です。

でも冗談を言いながら笑顔で診察してるなんて、他の科だとなかなか難しいんじゃないでしょうか。不謹慎だ！　とかクレームが来そうなもんですけど……。

それは、ほぼほぼ入院患者さんの話だね。外来だと他の科の先生も和気あいあいとやってることが多いけどな。ま、忙しすぎて笑ってる暇がない可能性はあるけど……。

指摘してくれたことは凄くポイントで、内科や外科だったら、重い病気や怪我の症状が良くなるのか悪くなるのかってのは薬や手術、免疫力に依存するわけで、患者さんは自分マターではない[20]から凄く不安ですよね。その不安の中でヘラヘラされたらイラっとするかもしれない。でも、活動に関してはリハビリすると基本的にはやっただけ良くなっていく[21]。病勢はコントロールできなくても、リハビリは患者さん自身が頑張るものだから、活動は自分でコントロールがある程度できるんですよ。昨日より症状が悪くなって、それに連動して活動も低下してしまっていて

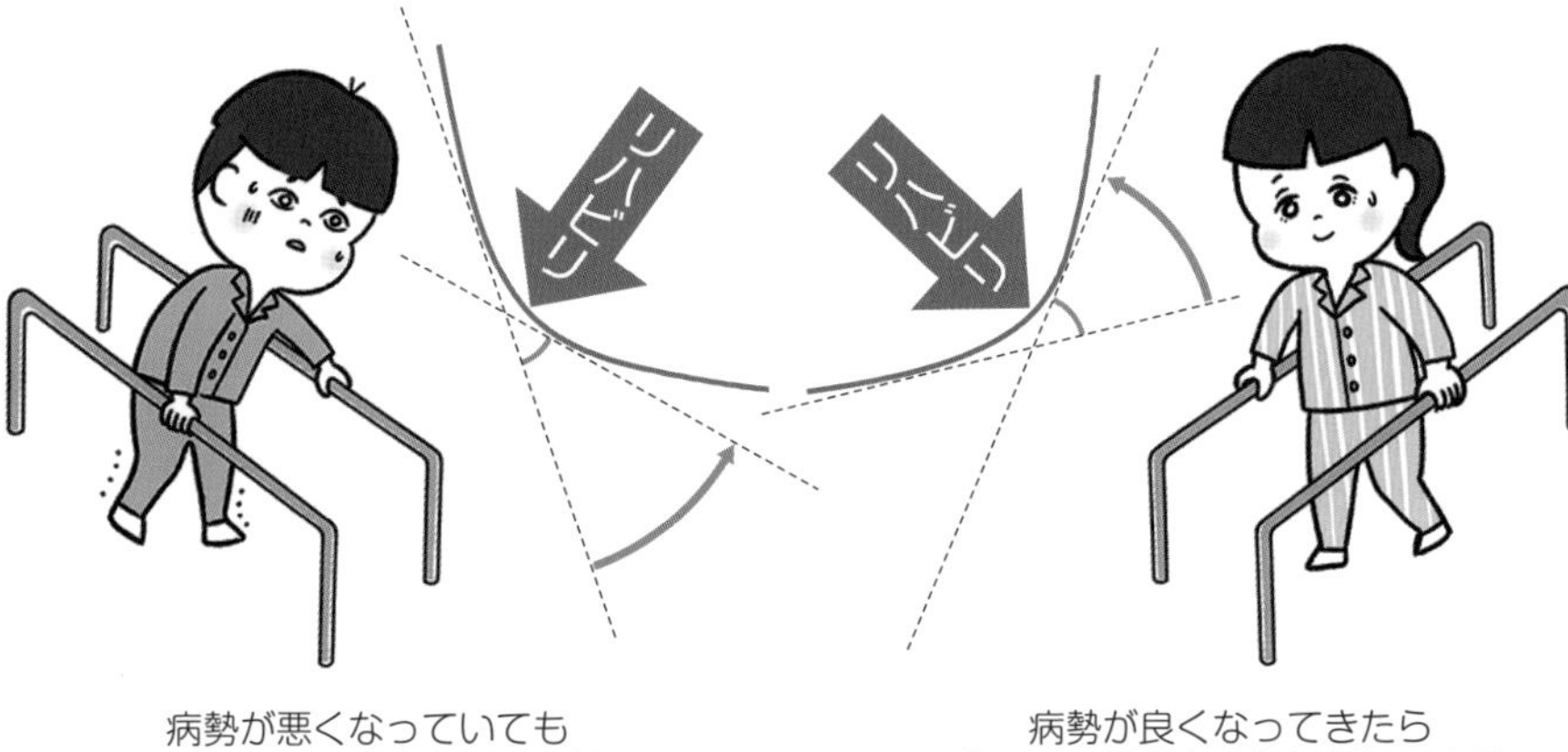

病勢が悪くなっていても
カーブの傾きの変化を正にし得る

病勢が良くなってきたら
カーブの傾きをさらに正にできる

図3　リハビリはやっただけ良くなる

---

20) このR先生の数センテンスも非常に重要なポイントです。第5章で詳説します。

21) 活動が良くなっている人は（もちろん漸近線はありますが）より良くできるし、悪くなっている人でもその落ち方をゆるくできるという意味で、基本的には全員良くなる科です。チートです（笑）。

も、リハビリをするとその低下のベクトルの傾きをある程度はゆるくできる。だから、病気や怪我の具合が思わしくなくて不安でも、患者さんのパラメータの一つ、「活動」を自分自身でわずかでも上昇させることができる場所として、病棟生活の中で患者さんの息抜きになっていることも多いんです。暗い気分の人の気分転換タイムだったら笑顔でいないとね！

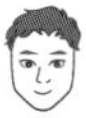

なるほど！ たしかに病院の中でリハセンターみたいなところって他にないからリフレッシュできますね。体を動かせて音楽かかってて楽しそうで……。ちなみにリハビリ科の先生はみんな診察室で音楽かけてるものなんですか？

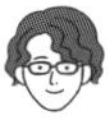

いや、外来では知ってる限りもう一人だけかな。こういうちょっと聴こえる、くらいのリズムは雰囲気を明るくする装置の一つなんだけどなぁ。できれば空間もこんな白くて狭い威圧的なところじゃなくて、ホテルのラウンジみたいなところでやりたいね。

リハ科医の仕事 ―外来編

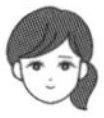

一人の患者さんの枠を随分長めにとってありませんか？ 私のかかりつけの先生もそうですが、3分診療、なんて言葉も聞くくらい診察は短いものなのかと思っていました。

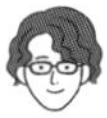

良い質問だね。もちろん必要なことだけをスリムにサッと診察するのは重要なスキルだ。なんだ

けど、たとえば今の人みたいに麻痺の具合、歩行や装具の様子も診るとなると、とても3分では足りない。

たとえば採血データや画像の推移は診察の前に検査を済ませておくことで一瞬でわかるけど、**活動は実際にリハ科医の前でパフォーマンスしてもらわないと、評価とプランニングが難しいものがほとんどなんだ**。ちゃんと診ようと思ったら一人15分は欲しいなぁ。

あ、あと僕も含めて**大体リハ科医は喋るのが好き**[22]だから、楽しくなっちゃって外来は押しちゃうことがほとんどかな（笑）。……Aくん、外来看護師さんがこっち睨んでるからドア閉めて早く。

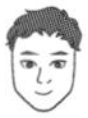

（ガラガラガラ……）リハビリ科の外来って通院しながらリハビリを続けている人を診てるんだと思ってました。病院でリハビリしていない人も外来にいらっしゃるんですね。

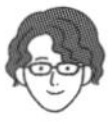

そう。**活動の障害が残っていても、特にリハビリが必要なかったり、病院ではないところでリハビリをしている人は沢山いるんだ**。そういう人たちにも病院でのリハビリ以外でできることをするのも、僕らリハ科医の仕事の一つです。

こういう急性期病院のリハビリ科外来ではその人に必要なトレーニングや動き方の指導に始まり、活動を良くするために筋肉の緊張を落とす注射もするし、装具だったら調子をみて、修正したり、もうだめになっていたら新しいものを作ったり、通りやすい介護保険や障害者手帳用の書類を作ったり……他の日はレントゲンを使った飲み込みの検査（嚥下造影）や排尿の検査（シストメトリー）、筋電図の検査外来もあるんです。リハ科医にしかできないことがいっぱいある

---

22) 後述しますが、積極的にコミュニケーションをとれることはリハ科医に必要なスキルです。

JCOPY 498-06730

から忙しいですよ。

さっきの患者さんは先月ふくらはぎの筋肉に注射をしたんですよね？ 深いところの筋肉はどうやって注射するんですか？

リハ科医は全身のあらゆる筋肉を触り分けることができるけど、南斗聖拳（古っ！）の使い手でもないと奥深いところにある筋肉はさすがに触れないからね。針先から電気が出る筋電計っていうマシンを使って、ちゃんとその筋肉に当たっていることを確認して注射してるよ。あ、だから奥の方の筋肉でも、電気が流れて収縮したときに体がどういう動きをするのか、ということをちゃんと知っていないとだめだよ。つまりリハ科医は解剖知識のみならず、**全身の関節運動学の知識も兼ね備えています。**

先生、外来の予定の最後に入ってる女性の、〝復職前の障害情報共有〟って何ですか？

脳卒中後の患者さんは、目に見える麻痺みたいな症状だけじゃなくて、目に見えない頭のはたらきが落ちてしまう[23]人が多いんですよ。頭のはたらきにも色んな種類があるんだけど、この人は少しマルチタスクが苦手になっています。復職できないレベルでは全然ないんだけど、前情報なしで出社すると職場の人があれっ？ って思うかもしれない。ひどい会社だとこれでクビになっちゃうこともあるので、**復職にあたってあらかじめどういうことが苦手かを職場の上司さんと共有しておく**（もちろん本人の同意の上）んです。これは病態から説き起こして、障害像をリ

23) 高次脳機能障害といいます。後ほどＬ先生も解説しますが、急性期病院でもきちんと評価しないと退院した患者さんが思わぬ事故に巻き込まれたりすることがあります。

スクも含めて語らなければいけないので、まずリハ科医しかできない仕事ですね。

内科外来みたいにリハ科医の先生が内科疾患の内服コントロールをすることはあるんですか?

日本の医師不足は危機的なんです。少し田舎の病院に行くと、本当に手が回っていなくて、リハ科医も外来主治医にならざるを得なくなることがあります。そうするとリハ外来の患者さんの内科管理をすることもある。何より、リハ科医にも患者さんのことは内科管理も含めて全部やりたい！ って思ってる人は多い[24)]。けれども、表1を見てもらえばわかるとおり、純粋なリハビリ科の外来だけでこれだけ人が来るんですよ。回らなくなっちゃうから、基本は他科でできることはなるべく他科の先生にお願いしています。でも他科の先生にわからない活動の薬、たとえば筋肉のつっぱりをコントロールする内服薬だけリハビリ外来で処方している、っていうことはよくあるかな。

リハ科医の先生は内科のことはできないと思っていました……。

ははは。もちろん専門的な、たとえば白血病の抗がん剤のレジメンを考えたり……なんてのはそこまで勉強していないけど、いわゆるコモンディジーズ[25)]は普通に管理できるようになるよ。それにはまた理由があるんだけど、次の患者さんの時間になっちゃったから、外来が終わったら説明しようか。

---

24) リハ科医は大きく分けて3種類いると思っていて、このように患者さんを細胞も活動も、入院中も退院後もすべて診たい！ というヒューマニズム系、神経生理・関節運動学大好き系、そして野望系があります。最も人口が多いのはヒューマニズム系です（すべて筆者調べ）。

25) 一般的な医師の遭遇率の高い病気、たとえば高血圧や肺炎、糖尿病やうつ病などなどです。

はいっ！

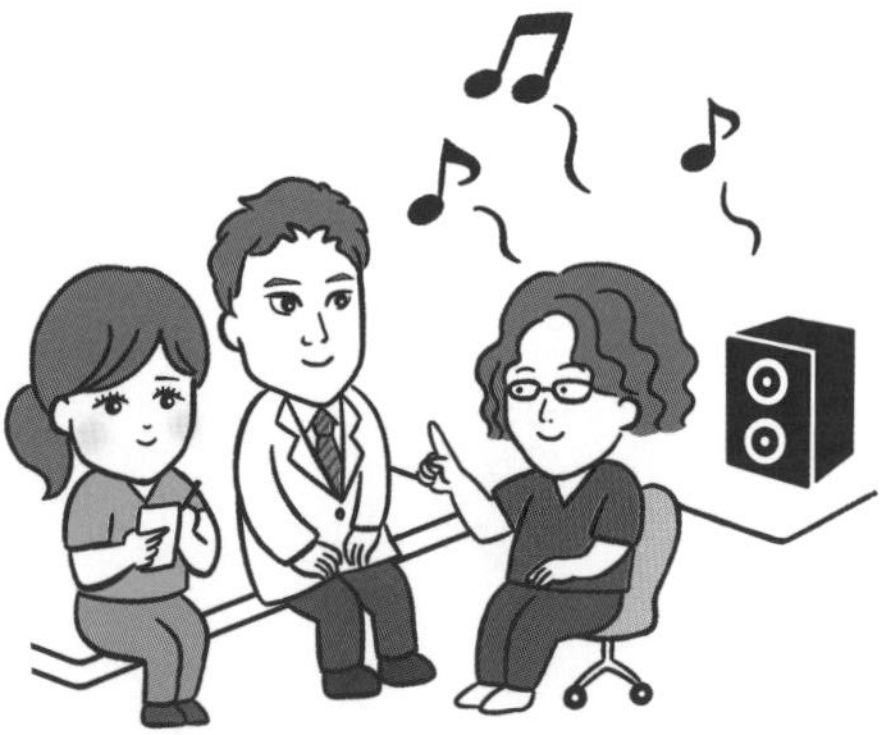

4

特徴3 リハ医学は時と場所を選ばず

本章のポイント

- 疾病による入院中の活動の障害にリハビリ科は当然介入しなければならない。
- 疾病の治療が完了し、「病院」にいない人でも、障害が残存する人は多い。
- つまり、「病院」以外でもリハビリ・リハビリに関わる職種は必要となる。
- リハ科医は回復期では主治医となる。急変対応や内科管理も熟知すべし。

病院は患者さんの病期別に種類が分かれる

ふー、やっと一段落しましたね。お昼ご飯食べに行きましょう！ 午前頑張ってくれたからご馳走しますよ。

やったー!!

（後輩におごる時は、大好きなかけそば食べられないんだよなぁ……安すぎて……）

先生、先程お話しされていたことなんですが、リハ科医は一般的な内科管理はできるようになる、っていうのはどういうことなんでしょう？

うん。それには別の話から始めないといけないんだ。まず、「病院」の種類を思いつく限りあげてごらん。……おいA、いくらおごりだからってランチセットを一人で2セット食うのはなしだ。

（チッ、食い貯めしようと思ったのに）えーと、特定機能病院、一般病院……。

あ、難しいのはやめにして、患者さんの病期別にいこうか。正確な定義はないけど、患者さんが何か病気にかかった時に最初に行くのは「急性期病院」ですよね。イメージとしては色んな科があって、お医者さんがたくさん勤めていて、救急外来もあって、ベッドがいっぱいある病院。みんなの住んでいる街に一つはある市民病院みたいな感じです。

それでは運悪く入院が必要になってしまって、急性期病院で入院治療を受けたとしよう。退院したいけど、活動の障害が出てしまって、そのままでは自宅に帰るのが難しい人はどこに行きますか？

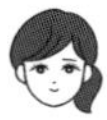

私の祖母が行ったような、リハビリ病院です。

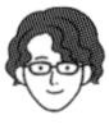

そう、それを現行のシステムでは「回復期リハビリテーション病院」といいます。通称「回復期」。回復期はリハビリを集中的にやるところなので、集中治療や手術のた

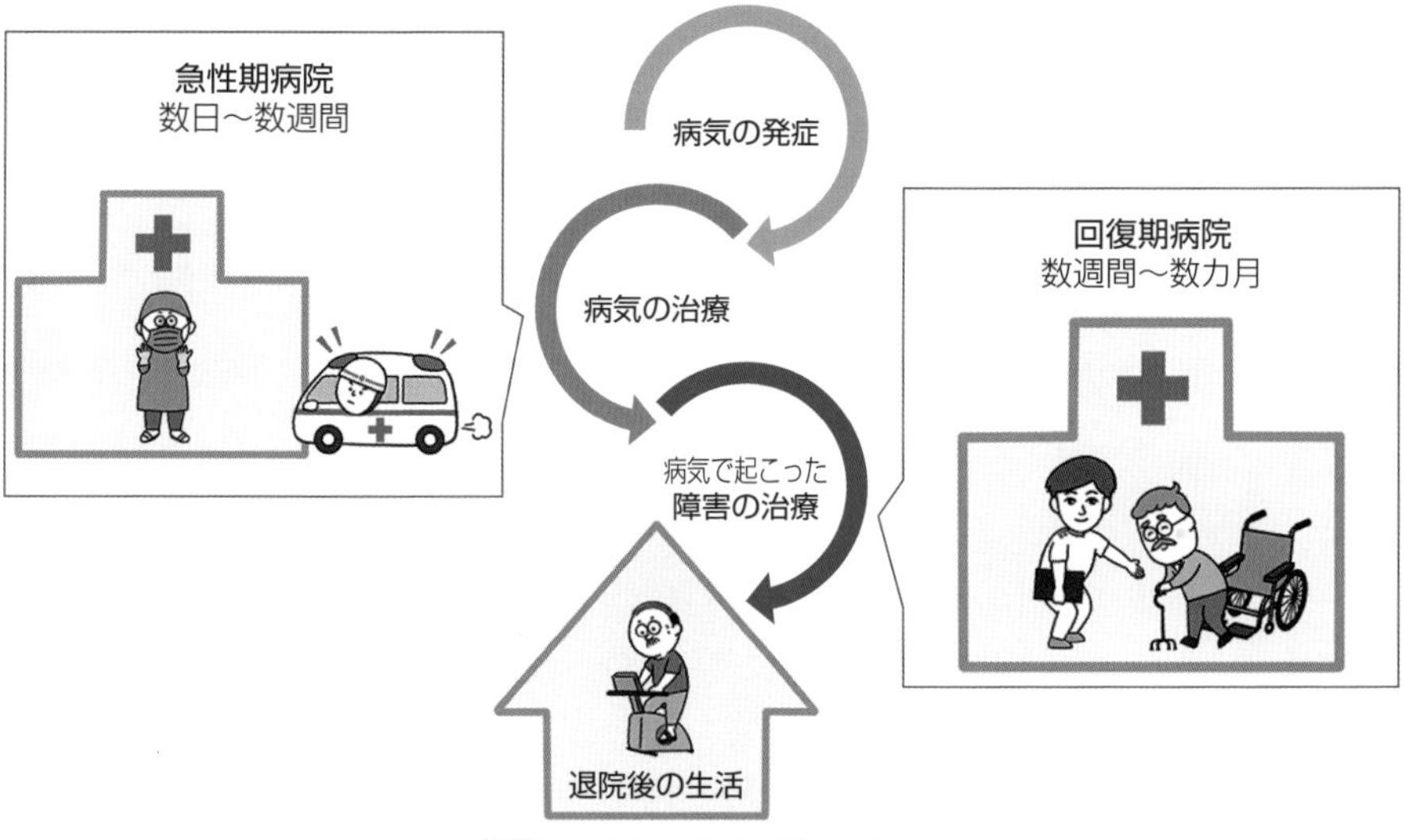

図4 病期と治療現場の推移

めの設備はありません。だからいくら病院と書いてあっても救急外来があるわけではないので、基本的には他の病院からの紹介がないと、かかったり入院したりすることができません。

さて、急性期病院から無事自宅に退院できたり、回復期病院から自宅に安全に退院できた人はそれでよし。それではその後の「慢性期」の話に移りましょう。リハビリも頑張ったけど、どうしても家に帰れるくらいには動きが良くなってくれなくて、かつ看護師さんが頻回にみる必要がある……たとえば痰が多くて何度も吸引が必要だったり、飲み込みの機能が悪くて鼻から管を通して食事を胃に入れなければいけないような人たちはどこでケアを受けますか？

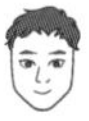

いわゆる「療養病院」に行くことが多いのでは。

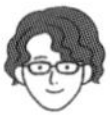

うん、正確には療養病床[26]をもつ施設……だけど、難しい話はナシで行きましょう。療養にはこうした重い障害の患者さんが多いけれども、その主治医として、色んな科出身の先生が勤務しています。療養も集中治療や手術の設備は基本的にはありません。

活動の障害がある限り、すべての病期が対象

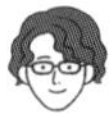

それではリハビリ科はこれらの病院にどう関わっているんでしょうか。まず急性期病院ですが、リハスタッフが働いているのはわかりますね。我々が今いる大学病院もくくりとしては急性期病

26) 療養病床の統合と介護医療院の話をしだすとキリがなくなるので、現在イメージしやすい、いわゆる「療養」で解説しています。

院なので、今日二人が見てきたように療法士さんはいっぱいいるし、数はそんなに多くないけれども急性期病院でリハ科医は活躍しています。それでは回復期病院ではどうでしょう?

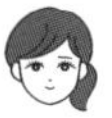

リハビリに特化した病院なので、療法士さんも、リハ科医もいると思います。私の祖母が入院していた時はリハビリ専門医のリハ科医の先生が主治医でしたし……。

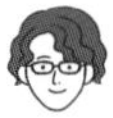

お! なかなかレアケース[27]だね。仰るとおり、回復期にはリハスタッフが重点的に配置されています。リハビリ科によるリハビリのための病院であり、**回復期はリハビリのエッセンスのほぼすべてが詰まっています。**ゆえにとても大事なので君たちのプログラムにも回復期病院の見学が入っています。さて、くわしくはそこで僕の先輩のL先生が説明してくれると思うけど、回復期病院ではリハ科医は主治医になります。つまり、喫緊の命の危険は急性期治療で回避できたけれども、何らかの疾患を抱えた患者さんの入院主治医となる。そして患者さんは数カ月入院することはざらにある……。

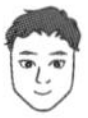

(モグモグ)……つまり、リハ科医は当然入院中の内科管理はできなければならない!

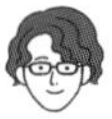

そのとおり! Aくんお米粒が鼻についてるよ。一般的な内科管理ができるようになる、っていう理由の一つはここにあります。さて、療養の病院だとどうだろう? 療法士さんやリハ科医はいるかな?

27) 後述しますが、リハ専門医の数が圧倒的に少ないため、リハビリが主業務であるはずの回復期病院にリハ専門医がいないことの方が多いです。

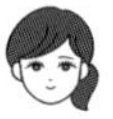

（モグモグ）……療養病床の患者さんはあまり動けない方が多いようなイメージで……。リハスタッフがいてリハビリをガンガンやるっていう感じではないのではないでしょうか？

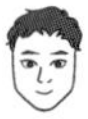

Bさんお米粒が笑窪のところについてるよ（か、可愛い……）。

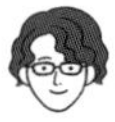

ふふふ……リハビリをガンガンやれない人にはリハビリはいらないかな？
　たしかに回復期のリハビリ病院に比べてしまうと療養に入院している患者さんは動けないイメージだよね。だけど、そういう人こそリハビリをしないと、もっともっと動けなくなってしまう。**療養の病棟に療法士さんがいてリハビリを提供しているところももちろんあります。**そして、**療法士あるところにリハ科医あり**、です。主治医として常時勤務しているところは少ないかもしれませんが、週に1度リハ科医が出張してリハビリのあれこれを指導しているところもありますよ。

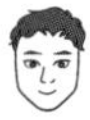

初期研修医のローテートプログラムで地域医療の月があるんですけど、自分は療養の病院に1カ月間出向を選びました！　楽しみです！

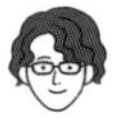

いい心がけです！　**研修医のときはなるべく色んな科や病院を回ってみるのが良いよ。**今しかできないからね。さて、実は話はまだ続いていて、病院ではないところ、在宅ではどうでしょう？　リハスタッフはいるでしょうか？

この流れだと……いますっ!

わかってきたじゃないか（笑）。そう、たとえば麻痺が重くて通院が難しい人や、がんの末期で自宅で療養しているけど、寝たきりで動きが悪くなってきてしまった人。想像しただけでリハビリが必要そうですよね。

つまり、リハビリ科は病院ではないところに出張することもよくあります。健康保険でも介護保険でも「訪問リハビリ」のシステムがあって、患者さんご本人の生活スペースに行ってリハビリを行う。そしてリハ科医ももちろん出張します。病院の一部門として療法士さんと一緒に患者さんのお家に行って評価することもあれば、開業して内科管理も合わせて訪問診療としてやっているリハ科医もいます。

ほえー、つまりリハビリは時と場所を選ば

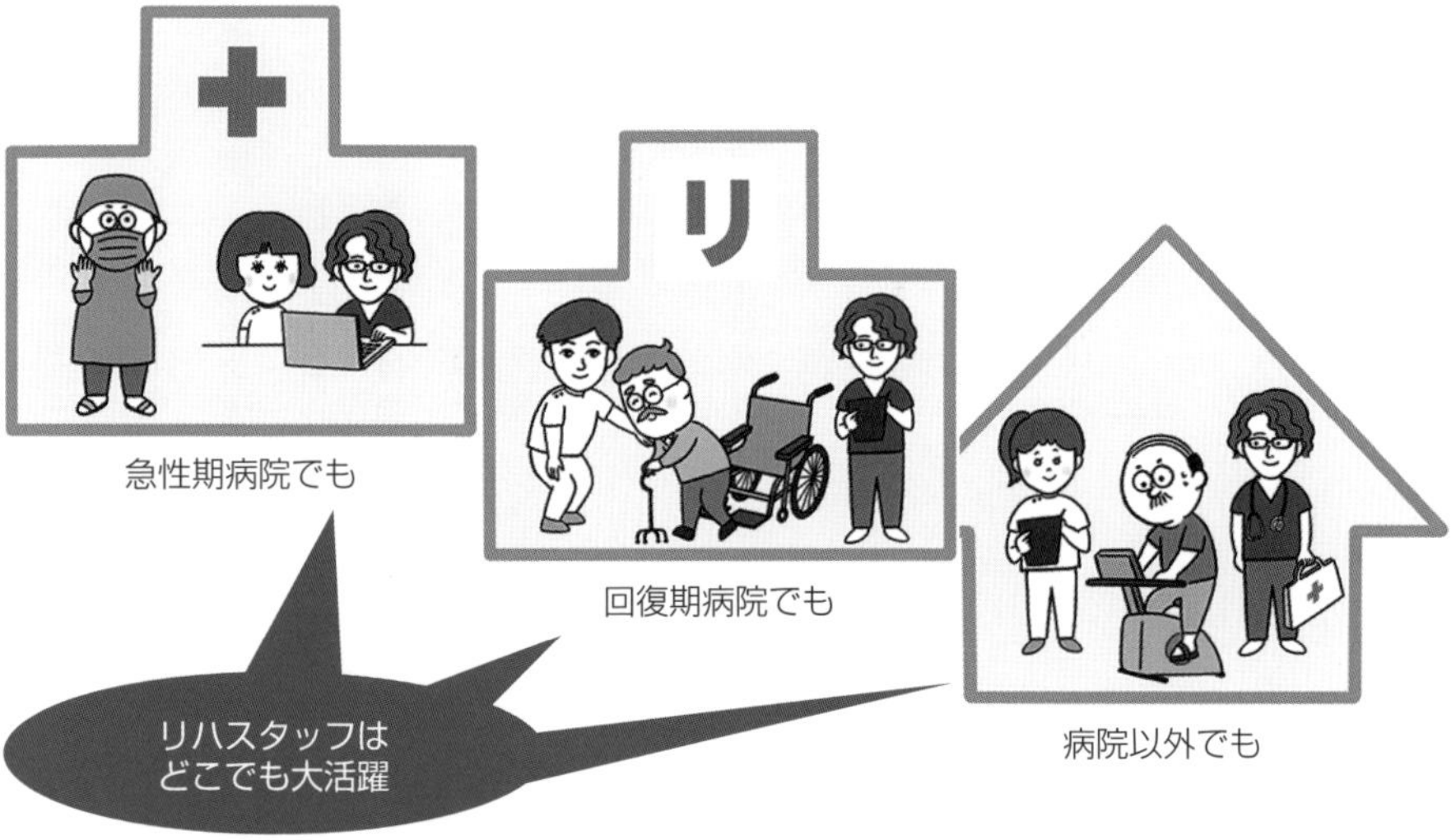

図5 リハビリは時と場所に関係なく必要

ず、なんですね。

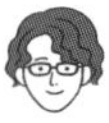

鋭い！　それが一番最初に話したリハビリ科がユニークなポイントの一つです。時間の切り口で考えれば、急性期も、回復期[28]も、慢性期（療養、在宅、外来患者さん含む）も、活動の障害があれば病期を選ばず介入するということ。場所の切り口で考えれば、急性期病院でも回復期病院でも療養病院でも、在宅でも外来でも、活動の障害があれば病院内・外を問わず介入するということ。

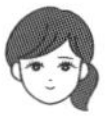

なるほど……手術のある科は急性期病院以外にはまず存在しないですもんね。

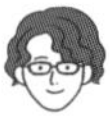

そう！　みんな食べ終わったかな？　そろそろリハセンターに午後のリハビリを見に行こうか。

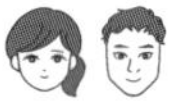

ごちそうさまでした!!

28) 亜急性期など呼び方は様々ですが、分類の仕方は本書のポイントではないのでそういった議論は他書に譲ります。

5

特徴4

リハ医学は患者さんが患者さんを良くする

本章のポイント

- 手術や薬による治療は患者さんが受け身でも成立しうる。
- 一方、リハビリで活動を改善させるためには、患者さん自身が頑張る必要がある。
- リハビリでは練習の質と量が非常に重要となる。
- 全スタッフはその人の活動をみて、手を出して助言するコーチでもある。
- 練習が上手くいかない人でも諦めずに食らいつき、良くしようとせよ。
- どんな患者さんにもやる気が低下する期間が訪れるものである。
- やる気低下の原因を見極め、あらゆるアプローチをチーム全体で考えていく。

活動を良くする魔法の注射は存在しない ―練習あるのみ

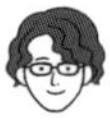

午後は小児と外来リハビリの患者さんのリハビリが始まるから、結構リハセンターも賑わってるね。さて、二人ともこの光景を見てどう思いますか？

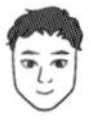

患者さんが歩いたり立ち上がりをしたり……ここから見える限りではやはり活動に介入している、というのがよくわかります。

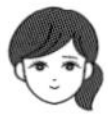

ずっとストレッチャー[29]に寝たままで動いてくれないおばあちゃんを療法士さんが説得してますね。認知もあるのかな……ここらへんはリハビリ科も一緒なんですね。

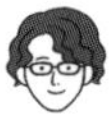

ん？本当？どうして一緒だと思う？

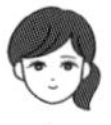

他の科でも認知が悪くて、手術や治療に同意してくれない患者さんを家族や先生が説得しているところはよく見かけますが……。

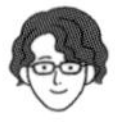

なるほど、そこにおそらくリハビリ科と他の科で、一番と言っていいほど違うポイントが隠されています。一番最初の話に戻るけど、午前に病室まで診に行った患者さん、覚えていますね？彼

---

29) 患者さんの移送用のベッドです。自分で起きられない患者さんでもこれを使ってセンターまで来てもらって、マシンを使って立ってもらったりするのはよくある光景です。大体において移送を呼ぶ時の担当看護師の反応は「え、○○さんはとても起きられないですよ⁉」ですが……（笑）。

の肺炎を治療している〝モノ〟は何でしょう？

〝者〟ですか？ ドクターです。

本当？ 医者が頑張れば肺炎は良くなるの？ 肺炎を実際に治しているのは何？

あ、抗生物質……抗菌薬です！

そう。患者さん自身の免疫ももちろん大事ですが、ほぼほぼ大活躍しているのは細菌を殺すお薬です。そしてそこで医師ができることは、本質的には抗菌薬の種類と量を選ぶことくらいです。

それじゃ、もし午前に診たおじいちゃんの認知がすごく悪かったら、「肺炎を治す」という行為の結果はどうなりそうですか？

うーん、あんまり変わらないと思います。認知が良かろうが悪かろうが、抗菌薬はちゃんと点滴するように厳重に指示されるので……。

そう！ そのとおり。それでは今のリハセンターの光景から考えてみましょう。体が弱って寝たきりだけど、認知も悪くて動いてくれない患者さんに、何か注射をしたら凄く動けるようになりますか？

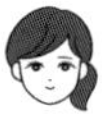

うーん……A先生、そんな魔法の注射あるんですか？

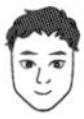

んぇっ！……わかりません……。

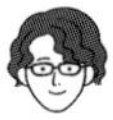

ははは。ないんだよ。あったらとっくにみんなに注射してるよ。星をゲットして活動が良くなるのはマ○オとル○ージだけなのさ。それじゃあどうしないといけない？そういう患者さんを動けるようにするには？

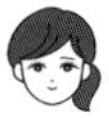

魔法の注射が存在しないのであれば、患者さんが良くなるためには患者さん本人が頑張って動作の練習＝リハビリするしかない……。肺炎だったら本人が頑張らなくても勝手に抗菌薬が治してくれるけど……。

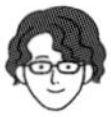

そのとおり！患者さん（人）が患者さん（人）を良くする、つまり、リハビリ科の治療の主体は患者さん自身なんです。もちろん治療の決定権、という意味での「主体」であれば他の科でも患者さん自身なんだけれども、治療を実行する「主体」がご本人、というのはリハビリ科ならではですね。

リハビリ科スタッフはスポーツのコーチのようなもの

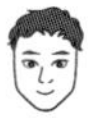

たしかに医療全般的には治療を実行する主体は医療者、ということになっていますものね……。そうするとリハビリ科において医療者は何者なんでしょうか？

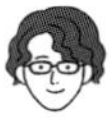

ふむ。これもたとえ話から考えていこうか。Ａくん、アーチェリーやったことある？

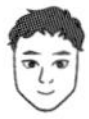

ないです。

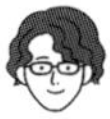

それじゃ、２カ月後までにアーチェリーで的に全部当てられるようにならないと、全財産没収、って言われたらまずどうする？

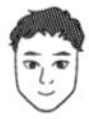

えっ。抗議します。

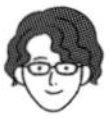

ははは、抗議しても変わらないとしようか。すぐにアーチェリーが上達する必要があるとして、どうしようね？

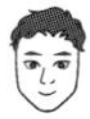

練習します。

ルールも知らないのに？　君がテニスを始めたばかりの頃はどうしてた？

まずテニススクールに行ってコーチにつきました。

そうだよね。ルールもわからない、弓矢やラケットのもち方もわからない……じゃ、どうしようもないよね。実際、リハビリはよくスポーツに例えられます。たとえば脳卒中の患者さんでは、片手片脚が麻痺してしまって思うように動かない。時々「竹馬のような脚になった」と例える人もいるけれども、片脚竹馬に乗っているような中で、数カ月の入院で歩き方を覚えて帰らないといけない。まさに経験のないスポーツを学習するような感じなんだよね。

そうか！　僕が新しくアーチェリーという未経験のスポーツを覚えるのには、コーチにつくのが一番早い。だから、その患者さんも麻痺のある中での歩行、という未経験のスポーツを覚えるには、コーチ、つまりリハビリ科のスタッフに付くのが一番早い、ということですね！

おおお！　Aくん凄い！　まさにそうです！　療法士も、看護師も、我々リハ科医も、リハビリに関わるあらゆる職種は皆ある意味コーチなのです。

コーチングが難しい患者さんへのアプローチ　―あきらめたらそこで試合終了

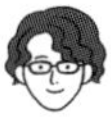

けれども、コーチの指示を守って練習できないともちろん効率は落ちますよね。Bさん、コーチの言うとおりにリハビリできない人ってどんな人？

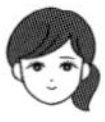

認知が悪いとコーチの言うことも覚えられないと思いますので、効率は落ちるんじゃないかと思います。

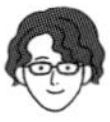

素晴らしい。そう、簡単に分類すると、コーチの言うことがそもそも覚えられない、コーチの指導に集中できない[30]、コーチがいる時間に眠っている……なんてことがあると練習はたしかに進みにくい。

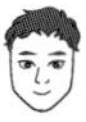

コーチの言うことが理解できない、というのは失語症[31]や認知症がある人……？

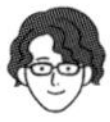

そう。コーチの指導に集中できないのは、集中力、医学用語で言うところの注意力が落ちている人です。これも脳卒中や認知症などで起こりますが、練習中に他のことに気が向いていたらなかなか上手くならないのはわかりますね。

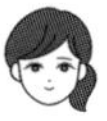

コーチのいる時間に眠ってしまうのは、意識状態が良くない人でしょうか。

---

30) ただし、コーチの話に集中できないと、覚えるのも難しくなることがあります。注意機能の低下に引っ張られて記憶が落ちるのはよくあることです。

31) 脳の言葉を司る領域に損傷が起こると、人の言っていることがわからなくなったり、人に伝えることが難しくなったりします。これを失語症といいます。

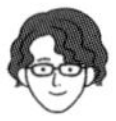

急性期・慢性期を問わず、意識状態が良くない人も考えられますね。他にも昼夜逆転していたり、睡眠薬が効きすぎていても起こる話です。ではこういう人達に少しでもコーチの言うことをインプットしてもらうにはどうすればいいでしょう？

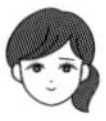

寝ている人はなんとか起きてもらう？　失語の人には言葉を使わない方法……絵やジェスチャーで練習を促す？

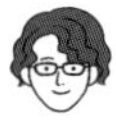

Ｙｅｓ！　悪くないですね。そういった方法も実際に使われます。それじゃあ認知症の人にはどうしましょう？　コーチの言うとおりにリハビリできないシリーズのどれも起きる可能性がありますよね。

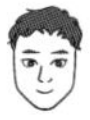

うーん、そこまでうまくいくとは思えませんが、もうひたすら練習するしかないのでは？　テニスみたいにある程度は体が覚えるんじゃないかと……。

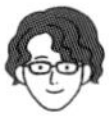

おお！　実はそれはアプローチとしては正しいんです。人間、海馬で記憶するだけじゃなくて、動作を繰り返すと小脳[32)]も含めた変化が起こって、もの覚えが苦手な人でもＡくんの言ってくれたように「体で覚える」という現象が起きることがあります。

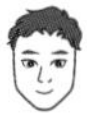

なるほど！　成績が悪くてもテニスがうまい人がいるのはそういうわけなんですね！

32) 海馬も小脳も脳の一部分ですが、記憶は海馬と脳全体が連携して、そして運動のプログラムは小脳が司っているといわれています。

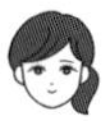

それは勉強しないでテニスをやっていただけなのでは……。

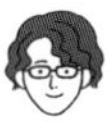

今までの話でポイントなのは、リハビリが患者さん主体だと聞くと、練習がうまくいかない人や練習に参加できない人は良くならないんだ、っていうバイアスがかかりやすいってところなのです。こういうのを自己充足的予言と言いますが、患者さんが良くならないと思っていたら本当に良くならないんですよ。なので、さっき挙げたような記憶や言語理解などで苦手な部分がある患者さんでも、コーチの言うことが入らない、はいおしまい、ではなく、それでは我々がどうアプローチしたらそこを克服できるかということをありとあらゆる手段で考えていくのがあるべきリハビリテーションなんです。二人が言ってくれたように、意識が悪い人になんとか起きてもらったり、失語の人に言語外のコミュニケーションを探っていったり……。僕の尊敬する高校の先生が言ってましたが、〝あきらめたらそこで試合終了〟[33]なんです。

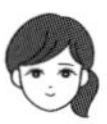

あ！ 中高バスケ部だったので、その先生は私も尊敬してます！

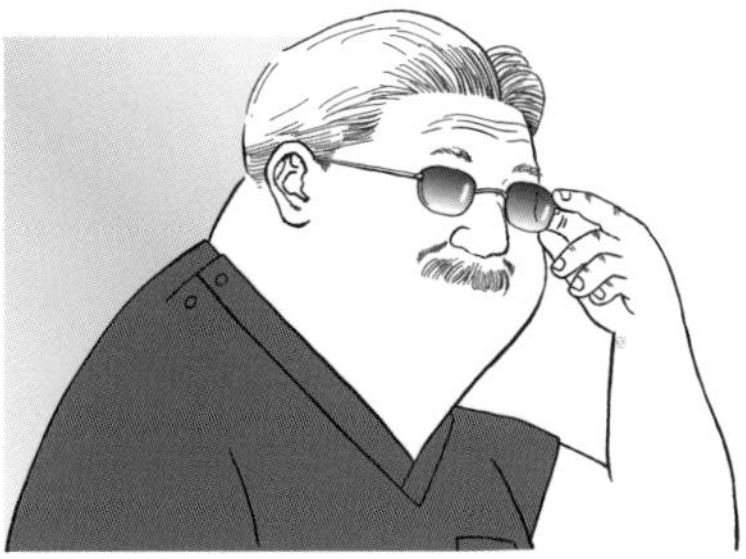

33) 裏を返すと、この人あかんだろ、良くならんだろ、と皆が匙を投げかかっているような患者さんになんとか食らいついて良くしていくのが一流のリハビリチームの腕の見せどころです。

スタッフはモチベーションを引き出せ

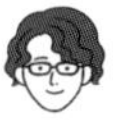
それじゃAくん、Aくんはテニス部のキャプテンだったけど、色んな部員がいたね。その中でもテニスがうまくならない人はどういう人だった？

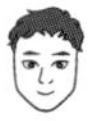
練習しない選手はうまくなりませんでした！　なので、主将だった頃はサボってる部員の教室の前で張り込んで、授業が終わると同時に確保して練習に連行してました！

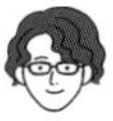
うん、練習しないとうまくならない、はスポーツの鉄則だよね。逆の言い方をすれば、練習すればするほど良くなる。〝容量依存〟といって、この鉄則はリハビリにも当然当てはまります。さてAくん、どうしてその部員はサボってたんだろう？

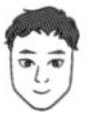
やる気がないからです。

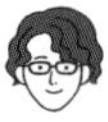
そう、やる気がなくなると練習しなくなるよね。リハビリも同様で、記憶力も言語理解も集中力も意識も、どこも悪くない人でも、やる気がなくなってしまうと練習の効率は落ちるし、練習量も落ちる。ではAくんが主将だった時、どうしてもやる気が出ない人にはどうしてた？

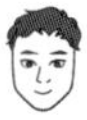

目をつぶれー！ 歯を食いしば……

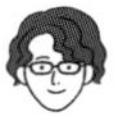

もういい、もういい（笑）。Bさんそんなに引かないで。**根性論でやる気が出ればいいんだけど、根性ある人もない人も入院してくるから、**その方法論だけだと足りないな。その練習をサボる部員達が最初からやる気がなかった訳ではないよね？ だったらそもそも入部してないはず。どうしてその時やる気がなくなっちゃったのかな？

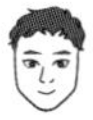

練習がキツいとか、新作のゲームが発売されたとか、テスト前とか、人によって色んな理由がありましたけど……。

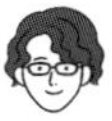

うん、もちろん病気自体の症状[34]としてやる気が出なくなることもあるけど、やる気が出ない理由は人それぞれだよね。**そもそも練習自体がキツかったりつまらなかったりしてもやる気が出ないし、他に優先順位の高いことがあったり、精神的に参ってたりしてもやる気が出ない。**リハビリがキツければ本人と相談して負荷を決めればいいけど、つまらないっていうのは種目と難易度に関連してくるんだよね。ずっと同じ種目を何十分もやってたら飽きてしまうし、あまりにも簡単すぎたり、難しすぎてできなくてもつまらない[35]。テニスの練習と一緒ですね。リハビリ以外に優先度の高いこと、Aくんが言ってくれた部員のようにゲームの方が面白かったり、仕事が気になっちゃったりでリハビリに身が入らない患者さんもいます。精神的に参っちゃってる、の人はかなり多いです。ある障害が一生残る、ってなったらそりゃ落ち込みますし、病気の

34) やる気を司る脳の一部分に病気があったり、やる気が出るホルモンが足りなかったりしてもモチベーションは下がります。

35) 蛇足ですが、リハビリのタスクは大体 6〜7 割の成功率のものが良いと言われています。モチベーション管理はそれだけで一冊の本になりますので、ここでは詳説しません。

ことじゃなくて、ご家族とケンカしちゃったのかもしれない。こういったモチベーション低下の原因はとにかく人それぞれで、探ってみないとわからないし、解決方法も人それぞれです。つまり、**リハビリではモチベーションに対するありとあらゆるアプローチが必要**なんですね。Aキャプテンは部員のやる気を改善させるのにどういうアプローチをしてたかな？

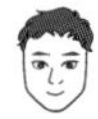

と、とりあえず全員飲みに連れていってました……。

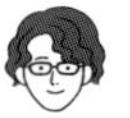

なるほど。単に「頑張れ頑張れ」でモチベーションが上がれば苦労しませんので、Aくんは飲み会というご褒美アプローチ＝エサで釣る方法を試した、と。悪くない試行ですが、少しアプローチできる範囲としては狭い[36]かな。**ご褒美を並行して行いつつ、低下の原因をしっかり解析して、そちらにもアプローチすればより効果的**ですよね。

それじゃBさん、障害児の支援サークルに入ってるんだよね。なかなか遊んでくれない、端っこでメソメソしてるような子には君はどうしてるかな？

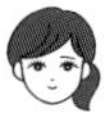

意外と単純に解決できることで泣いていたりすることも多いので、お話ができる子には「どうしたの？」って聞いてみます。私じゃなくても、懐いてるメンバーには話してくれることもあるので、人を替えたりもしますね。お話ができない子はパパママに聞いてみたり、色々見せて反応を伺いながら原因を探ります。どうしても原因がわからなかったら、おもちゃとか音楽とかママとか、ありとあらゆる手を使ってその子が楽しめるものが何かを見つけて、それを使って一緒に遊んでいます。

---

36) ただ、飲み会に限らず食べ物や飲み物はモチベーションに密接に関わっています。病院のご飯が不味くて、持ち込みのおやつをOKしたらやる気が上がった、嚥下が良くなって好きなものを食べられるようになったらやる気が上がったなんて話も実際聞きます。

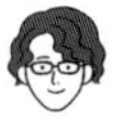

おおおお、凄い！ まさにリハビリ科のモチベーションアプローチそのものじゃないか！ そう、**モチベーションを保ってもらうためには、ドクターやコメディカル一人でなんとかしようとしても難しくて、チームでアプローチするしかないんです**。チームのことは回復期病院を見学したときに深く教わるはずなのでここでは割愛しますが、リハビリ科は**ご家族も含めた全員チームでアプローチしていきます**。Bさん、お母さんを使う、なんて物凄く良いことを言ってくれましたよ。

まとめましょう。リハビリ科は患者さん自身が練習しないと良くならない科であり、やる気の低下は練習量に直結します。やる気がなくなる理由は人それぞれなので、よくよく理由を聞いて分析し、チーム全員でありとあらゆるアプローチを行うのです。

6

ユニークだけど コモンなリハ医学

本章のポイント

- 「できる」ADL も「している」ADL も、両方把握し改善させる必要がある。
- 「できる」「している」どちらの ADL にもその患者さんに関わる全員が注意をはらうべし。
- 医学教育では ADL を詳しく教わらないため、その考え方がユニークに見えてしまう。
- 医療の目的は「患者さんが自分の幸せだと思う生活をなるべく長く続けられること」。
- どの職種もリハビリ科と積極的にコミュニケーションを取るようにすべし。

みんなでみよう、〝できるＡＤＬ〟と〝しているＡＤＬ〟

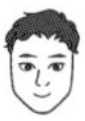

あそこで階段の練習をしている患者さん、僕が先週まで内科で担当していた[37]人です！　こんなに動けたんですね！

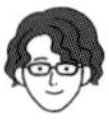

良い指摘だね！　Ａくん、他の科をローテートしている時にきみ一人で、もしくは上の先生と一緒に担当患者さんのリハビリを見に来た、もしくは病室で見たことはあるかい？

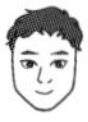

ないです。そんな暇なかったです……。でも忙しくても見れば良かったなぁ。こんなに動けるのがわかってたら、早く安静度を変えられたと思います。いつも看護師さんに言われてから変えていたので……。あと、他の患者さんでもどこに退院するかご家族と話し合う前に、どのくらい本当は動けるのか、もう少し正確に把握できたかもしれません。

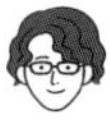

他の科の先生は大抵患者さんが座っている状態だったり、ベッドの上で寝ている状態で診ますよね。つまりその状態での患者さんの活動しか見ていない。看護師さんも大抵は患者さんが付き添いで安全に動ける範囲内においての活動までしか見ていない。これは患者さんが実際に「している」ＡＤＬ[38]であり、その一部ですよね。リハビリを実際に見ることによってわかるのはＭＡＸ可能な動作、つまり補助具を含めて療法士さんと一緒に「できる」ＡＤＬ、です。「している」

---

37) 初期研修医は月ごとにローテートする科が変わることが多いので、月初めにはよくこういうことが起こります。

38) Activities of Daily Living の略で、洗面や食事、移動など、日常生活で行う動作のことです。

方も「できる」方も両方みることがとても大事[39]で、している方だけ把握していてもさっきＡくんが言ってくれたように見積もりが低く出てしまうかもしれない。できる方だけ把握しても、病棟や自宅で一人でいる時にそのＭＡＸの動作ができるかどうかはわからないから、その情報を元に「このくらい動いていいよ」って判断するのはリスキーですよね。つまり、「している」「できる」のどちらか一方だけだと患者さんの幸せにはつながらないんです。両方みて、どうやったらしているＡＤＬを上げられるかを考える。

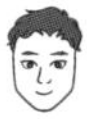
うーん、具体的にはどうするんですか?

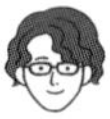
Ａくんは即物的だなぁい（笑）。じゃあ、お部屋でよく転んでしまう患者さん

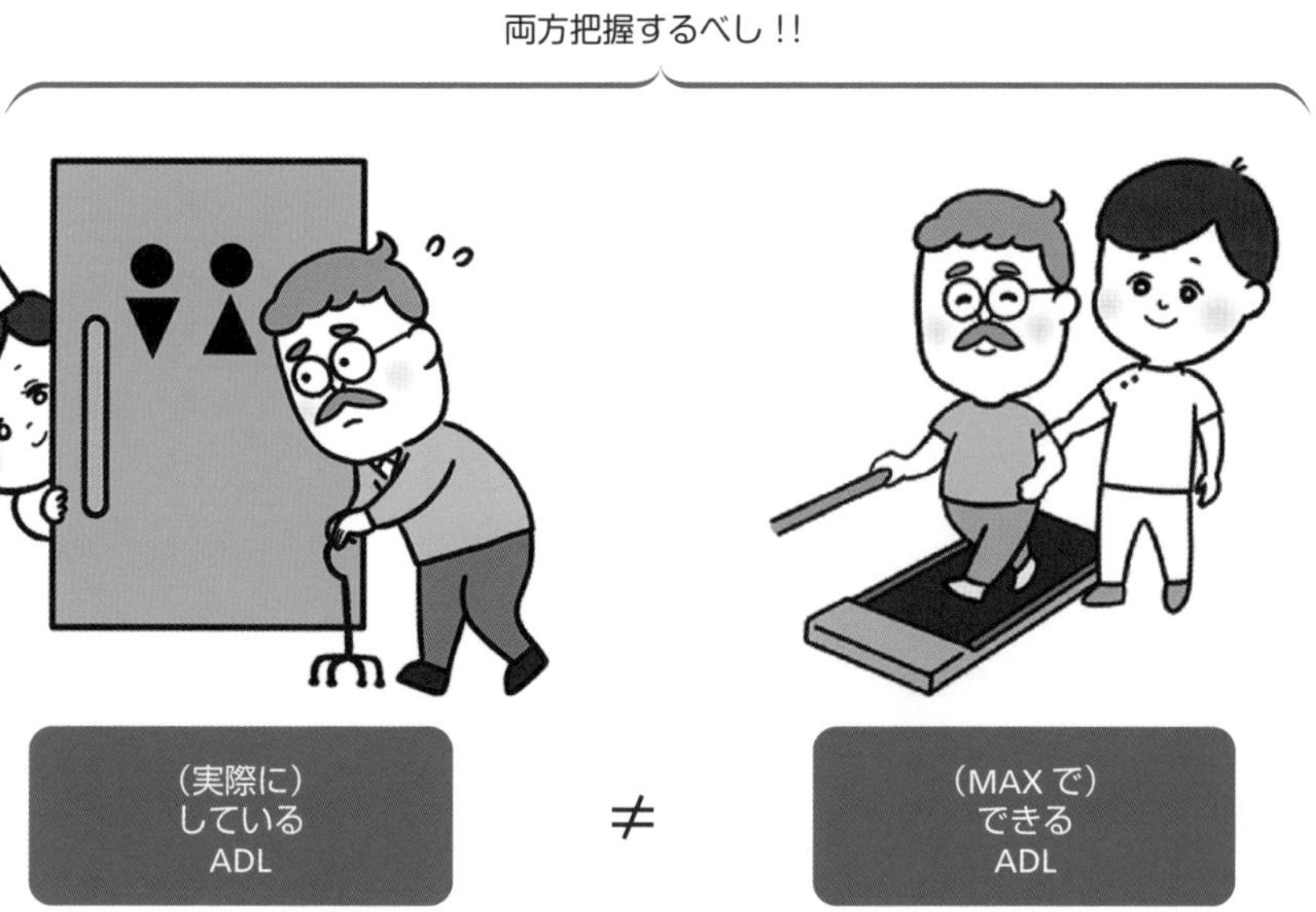

図6 「している」ADLと「できる」ADL

---

39) チーム医療の章でも詳説します。

のリハビリを見に行ったら普通に動けていたとしましょう。どういうことが考えられますか？

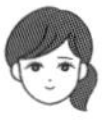
お部屋が狭くて障害物が多い？

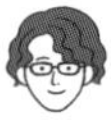
いいじゃん。注意力が落ちている人だったらそうかもしれないね。広いところだったらスタスタ歩けるけど、歩くのに集中していると障害物を見落としてつまずいてしまう。だったらどうすればいい？

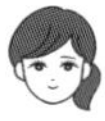
立っても見やすい位置に置型手すりを置く、退院する時はなるべくお部屋のものを撤去する、とか……？

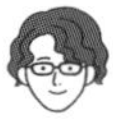
模範解答だね！ よろしい。他にも転ぶのが夜だけだったら睡眠薬の効きすぎなんてのも考えられるよね。あと、トイレに行きたくて焦っていると転ぶのであれば夜中のトイレの回数を減らせるように薬を調整したり、夜だけ尿瓶にするとかって方法もある。これら全部、しているＡＤＬもできるＡＤＬも評価から対処まで一人でやるのはとても無理ですよね。**ドクターもコメディカルも、全員で患者さんのＡＤＬをみて、全員で対処法を考える**のがあるべき姿です。

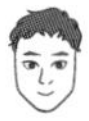
ほえええ、**全然難しいことじゃないのに難しい**ですね。こういう考え方でプランするのか……。

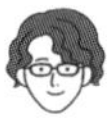
分子生物学の授業みたいに単語が難しい……アルファベット3文字が大量に出てきて混乱（分生の先生ごめんなさい）ってことはないし、概念も理解しやすいはずです。年齢・臓器別の専門科

の領域はその領域に入ってみないと体感できないけれども、医療が人間を相手にしている以上、ADL、つまり生活（＝活動）はどの医学領域にいようが必ず関わるものだし、医療者が自分自身でも簡単に体験できるものです。つまり、リハ医学はどの科のどの職種でも必要な知識、コモンな学問[40]なんですよ。ただ、いわゆる「医学」の本流は細胞の方であるから、活動をみるということがユニークに見えてしまう。Aくんが全然難しいことじゃないのに難しい、と言ってくれたのは鋭くて、まさにこういうことです。コモンなはずなのに難しく感じてしまうのは活動をみることに慣れていないからです。

リハビリ科はブラックボックスではありませんよ

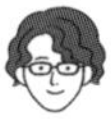
もう少し深く考察していきましょうか。このリハセンターには我々リハ科医がいる。療法士がいて外来看護師がいて患者さんがいる……。誰かが足りないと思いませんか？

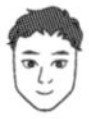
ご家族ですか？

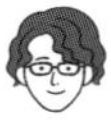
ソファーに座っているあの患者さんの横についてるのはご家族じゃないかな？ご家族にも家に帰った時の介助方法を覚えてもらわないといけないからね。うちは積極的にご家族に見学してもらっているよ。

40) 平成26年に開催された第51回日本リハビリテーション医学会学術集会のテーマの一つは、「ユニークで普遍（unique & ubiquitous）」でした。ユビキタスだと耳慣れない人もいると思うので、本書ではコモン、と言い換えて紹介しています。

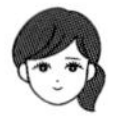

こんな答えでいいかどうかわかりませんが、先生が挙げられた職種以外の職種がいません。

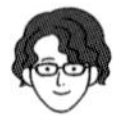

そのとおり。病棟看護師さんも主治医の先生もいないよね。Aくん、我々の目的って何かな。医療の目的。

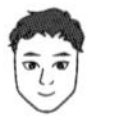

えっ。うーん、先週までは患者さんの病気を治すこと、だと思っていました。でもリハビリ科を回り始めて、それ以上の何かがあるんじゃないかなぁと漠然と考えてるんですが……。

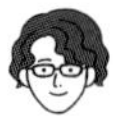

そうなんです。**色んなドクターやコメディカルが「疾患を治すこと」**って言うんだけど、これは閉じた概念で、治らない病気の患者さんだったら医療はいらないことになってしまう。〝治らない病気〟を、〝障害がある〟と置き換えてみても同じことですね。我々は**「患者さんが本人の幸せだと思う生活をなるべく長く続けられること」**が医療の目的だと考えています。病院も医療者もそのために存在していて、退院した後も患者さんが幸せな生活を長く続けるためには活動をみることが必要不可欠なはずだけれども、どうしてみんな疾患を治すことに集中してしまうと思いますか？

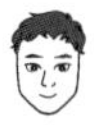

そもそもそういう発想がないからです。僕も今しがたここに来るまではリハビリ……活動をみるっていう発想がありませんでした。疾患を治療することとは別で、「リハビリ」は療法士さんが勝手に進めてくれてるようなイメージで……。

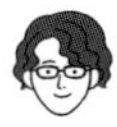

生の声をありがとう。そんな風にイメージしてしまうのは、教育の悪循環が大きく影響しているんです。Aくんは医学生の時にリハ医学を習ったことがない、療法士さんと喋ったこともないって言ってくれたけど、悲しいかなこれは割と普通で、日本の医学部の中でもリハビリテーション医学教室の講座がある大学は半分程度しかありません。つまり、医学生はまずリハビリ科が何をしている科なのかを教わる機会がないわけです。国家試験にもリハ医学にまつわる問題はほとんど出ないので、自分でも勉強しない。

そのまま研修医になっても、この病院みたいにリハビリ科をローテートできる病院はまず存在しません。なぜなら教えられるドクター、つまりリハ科医でも専門医は日本に約2500人しかいないからです。足りない足りないと言われている小児科の専門医が約12000人、産婦人科13000人、救急科5000人と比べても圧倒的に少ないですよね[41]。

そうするとどうなるかというと、相変わらずリハビリ科のことを知る機会がない。ローテート中の他の科の上司のドクターもそれで育ってきているから、リハビリ科に関わるという習慣がない。なので研修医にも当然伝わらない。研修医が上のドクターになっても同じ悪循環が起こる……。

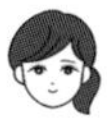

なので他の科の先生たちからすると、リハビリ科が何をやっているか最後までわからない。

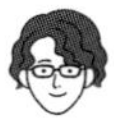

そう、**コモンなはずなのにブラックボックス化している**んです。その例がリハ科医のいる病院では丸投げ依頼文、いない病院では丸投げリハ処方ですね。午前に診に行った患者さんの依頼

41）このR先生の話の数字は、いずれも令和元年現在のものです。

文、もう一度見てみましょう。

> 変形性膝関節症で当院整形外科かかりつけの方です。肺炎で当科入院となりました。入院中の廃用予防のため、リハビリをお願いします。
>
> （呼吸器内科　〇〇／研修医　●●）

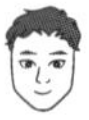

たしかに、言われてみればたった2行[42]ですね。他の科に依頼を出す時は採血の値の経過とか、何を診てほしいかを結構細かく書くんですけど……。

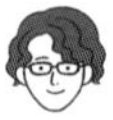

あと、リハ科医のいない病院では他科の先生がリハ処方を出すけれども、病名と項目チェックだけで、療法士さんがうんざりしている光景をよく目にします。

　つまり、相手が何をやっているかわからなければ、何を書いてほしいかもわからないですよね。そうすると何を書いたらよいかわからないから、依頼文もリハ処方も最低限で丸投げになってしまうんです。これではお互い非効率ですよね。だったらこっちから積極的に存在をアピールして絡んでいって、そして学生と研修医には教えればいい。

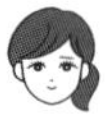

その学生というのは看護学生も入っているのでしょうか？

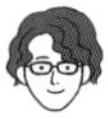

もちろん！　このリハビリ科がブラックボックス、というのはドクターに限定した話ではない

42) こんなのばっかりなので、しっかり依頼を書いてくれる先生がいるといつも涙を流して喜んでいます。

んです。療法士以外の職種もチームには欠かせないけれども、彼らもリハビリ科に対する知識が十分とはとても言い難い。特に看護師さん！〝しているADL〟をみるのは看護師さんがメインですが、急性期の看護師さんはあまりにもリハビリ科のことを知らない人が多いです。明日L先生がたっぷり教えてくれると思いますが、**リハ看護は看護師を構成するパラメーターの重要な一つです**。看護師こそリハ医学について深く学ぶ必要があるんです。

リハビリ科は学会ができてからまだ50年くらいの若い科だけれども、50年経っても全然皆知らないんですよ。日本の医療を良くしていくためには、とにかく全方向に発信していくしかないんです。今朝の「もしもここがリハビリのない病院だったら」の話を思い出してほしいんだけど、リハビリ科なかったらやばいでしょ。

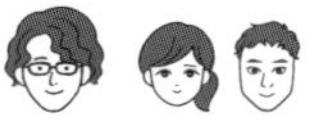

やばいです。

ハァハァ……熱くなって申し訳ないが、こうやって君たちに時間をとって真摯に教えているのは、我々の理解者を作る[43]ためでもあるんだ。そうしてリハビリ科を理解してくれる人を増やして、リハビリ科をもっと上手く利用してもらえるようにしたいんです。今までももちろん両方やっていたけれども、その重要性がもっともっと高まっていると思ってください。

43) 教育とプロモーションはすごくレバレッジが効くと思っていて、一人シンパができると、その人がどんどんシンパを増やしてくれます。積極的に時間も人も投入すべきポイントです。

リハビリ科とのうまい付き合い方

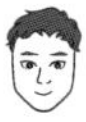

R先生のお話はよくわかるんですが、やっぱり「医学」っぽいことしか習ってこなかった人にはまだとっつきにくいと思うんですよね。依頼文とかリハ処方には何が書いてあったらいいんですか?

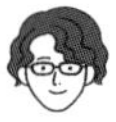

せっかくローテートしてるんだから、そういうのはまず自分で考えてみてほしいんだけど……まぁいいや（笑）。

まず病歴と簡単なADLのまとめはしてほしいな。元々どのくらい歩けていたのか、そもそも歩けなかったのか、くらいは書いて（知っていて）ほしい。そしてその先生なりの病気の見込みを含めた治療予定を盛り込んでもらって、あとは必ずリスクを書いてほしい。整形外科で手術したけど、こういう足の動かし方をすると脱臼しやすいから慎重に、とか、エコノミークラス症候群があるのでそこを触らないでほしい、とか。

リスクにつながる話だけど、ベッドサイドでリハビリするのか、リハセンターでやるのか、も書いてほしいな。たとえばだけど、ずっと心電図モニターを見ていたほうが良くて病棟から離れられない段階だったら、リハセンターでやるのは少し危険[44]だよね。

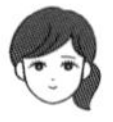

でも先生、リハビリ科がブラックボックスになっているのであれば、ドクターは活動に関するリスクはそこ

44) 他科の先生にはあまり知られていないリスクがリハビリには点在していて、その一つとして血小板（血を固めるための血液中の成分です）の値があります。低い中で筋トレをやりすぎると関節内で出血することがあるのですが、物凄く低いのに依頼に書いてなかったりします。

まで十分には記載できないんじゃないでしょうか。

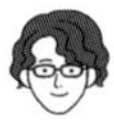

もちろん最初は不十分なこともあるし、リスクに限らずリハ科医の見込みと違っていてもいいんです。でも、そうやって我々とコミュニケーションをとろうとしてくれるようになると、徐々に診るべきポイントや予後がフィードバックされてわかっていきますよね。リスクなんて典型で、リハビリのリスクと病棟でのリスクは重なることが多いから、そこを身につけてもらえると即座に患者さんの利益になる。こうしてコミュニケーションを取っていくとお互いかなり仕事がスムーズになります。

あと、文書のやり取りだけじゃなくて、絡みに来ていただけると嬉しいですね。世の中はリハ科医のいない病院が圧倒的多数で、療法士さんも万能ではないから不安を抱えながらやってるわけです。**療法士さんも主治医と直接話したいんですが、忙しい主治医をつかまえにいくのは正直ハードルが高い。**なので、ドクターは患者さんのリハビリの時間に少しでも一緒に見てあげるとお互い良いことがいっぱいです。**リハ科をうまく利用するにはまずコミュニケーションから**、だと思います。

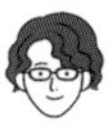

あ！もうこんな時間だね。そろそろ解散にしましょう。明日はお隣の県でちょっと遠いですが、市民の森わくわくリハビリテーション病院で朝から見学です。駅から病院まで少しかかるから、L先生に二人を駅まで迎えに来てくれるように頼んであります。

L先生ってどんな先生ですか?

さすが初期研修医。上のドクターの下調べは怠らないね。でもリハ科医でそんな怖い先生いないから安心しなよ（笑）。L先生はこの大学のリハビリ科の、僕の一個先輩の女医さんです。見ればわかるよ。

あの、先生、私もう少し質問してから帰ってもいいでしょうか?

はいはい、喜んで!

7

リハ医学の学び舎、回復期リハ病院

本章のポイント

- 施設によってマンパワーに差があり、満足にリハビリができない施設も存在する。
- 回復期ではその特殊な条件に合わせて施設・システムを設計すべし。
- 回復期では患者さんは徐々に自立を求められ、心理的にも変化していく必要がある。
- 回復期では自立を促すために、「手伝わない」程度が重要になってくる。
- 活動を増やすのがリハビリの宿命だが、同時に転倒リスクも上がる。
- このジレンマと戦いながら全員で最適と思われるセッティングを探していく。

夢は買わずに売りましょう

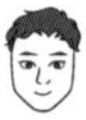

ちょっと早く着きすぎちゃったかな。集合時間まであと20分くらいあるね……（そこのカフェでコーヒー飲みながら仲良くなろう作戦スタートだ！）。

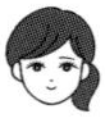

そうですね。どこかで時間つぶしたいですけど、L先生が駅まで迎えに来てくれるはずだから、このロータリーの辺りにはいないといけませんね。

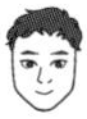

（ちぇっ……）そうだねー。ちなみにBさん彼氏とかいるの？

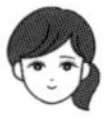

はい、います。

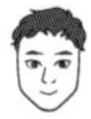

ふーん。（ガーン!!!）

（ブロロロ……グォーン）

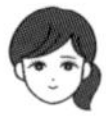

なんでしょう？凄い音が聞こえてきませんか……？あ、あのオープンカーだ。

なんか運転してる女の人がこっちに手振ってるんだけど……Bさん目合わせちゃだめだよ。

待って下さい。あれL先生じゃないですか??

んな訳ないでしょ。日本の女医さんはグラサンかけてオープンカーに乗ったりしないの[45]。
一緒に地図を見てるふりだ。って、ああああ!! Bさん!! 置いていかないでー!!

お早うございますー！ L先生ですかー!!

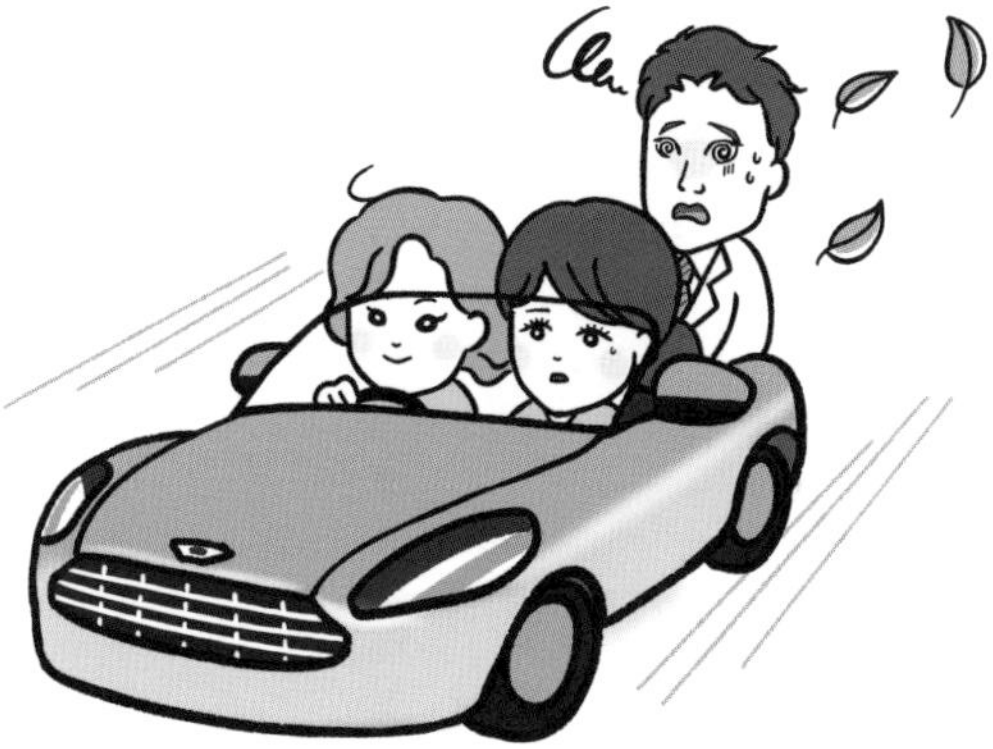

45) Aくんの偏見です。が、おしなべてリハ科医の女医さんは見た目も活動も大人し目の方が多いです（筆者調べ）。

あはは、Aくん疲れた顔してるね。でも15分も車乗ってるんだったら楽しい方がいいでしょ？
遊園地じゃないのにジェットコースターと同じ体験できるんだぜ。

そういう理由であんなにお高い車を買われたんですか……。

まぁそれだけじゃないんだけどね。うちの子が喜ぶとか夜の運転も眠くならないとかとか色々あるけど、一番は君らみたいな若者に夢をもってほしいからかな。リハビリ科の専門医って少ないじゃん。約2500人ってR言ってたでしょ。なんで少ないかっていうと、そもそもリハ科医になる医者が少ないからだ。どうしてだと思う？

そもそも、リハビリ科があるってことを知らないからではないでしょうか。

それもそうなんだけど、他の科の方が魅力があったらそっちに行ってしまうじゃない。リハビリ科に夢を感じないとリハ科医になってはくれない、つまり私達は夢を買う側じゃなくて売る側にならないといけないのよ。私はRの前の教育担当だったんだけど、やっぱり大人しくしていない方が学生へのインパクトが大きいかなって思って。色んな側面からリハビリ科の魅力を語れるべき[46]よね。

先生は朝一からインパクトしかありません！

46) なので、リハビリ科のドクターもコメディカルも、多様性を出すことは強みになります。同じような人しかいないと同じような人しか新たに来ないので、相対的に人数が少なくなります。

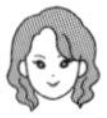

よろしいよろしい（笑）。私の好きなサッカー選手がいてね。彼は本当は青いLEDをいっぱいつけた車高の低い田舎丸出しの軽自動車に乗りたいんだけど、子供に夢を与えたいからフェラーリに乗ってるんだって。それ聞いてさ、やっぱり地味なのはだめだって思ったんだよね。だから私もあれ買ってみた。はい、二人とも着替えておいで。そしたら医局に顔出してリハ科医達に挨拶しよ！

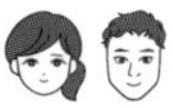

はい！

回復期病院の基本知識

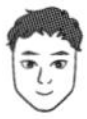

リハビリ科の医局の先生方は女医さん多いんですね！　半分くらいは女医さんですか??

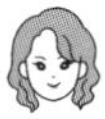

うん、リハビリ科は働きやすいよ。日中は結構忙しくしてるけど、子供迎えに行く時間までにはしっかり仕事終わらせられるようにメリハリつけてるんだ。男女限らず[47]、ね。だから手術のある科とかに比べちゃうと女の子は多いかな。

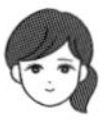

皆さんカジュアルなんですね。白衣は着ないんですか??

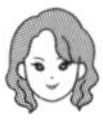

リハ科医は人様の足を観察するからよくしゃがむでしょ？　長い白衣だと裾が床について汚

47）男性リハ科医もおおむね奥さんの方が拘束時間が長いので、育児には精を出しています。

くなるから基本私はスクラブ[48]だよ。毎日洗えるし。冬はジャケットタイプの白衣を上から羽織ってるね。

うっ……すみません、長いの持ってきちゃいました……。

ははは、気をつけてしゃがめば別に大丈夫だよ（笑）。ということで「市民の森わくわくリハビリテーション病院」改め、「わくリハ」へようこそ。今日は10時くらいに脳出血の人が入院するから、それまで私の患者さんのリハを一緒にみつつ、ブリーフィング。ご飯食べたら午後一はカンファ。コメディカルのみんなに挨拶してね。その後装具屋さんが来るから装具診に入って、夕方に家屋評価があるからそこらへんで解散にしよっか。

入院っていうのは近くの病院から転院してくるってことですか?

あ、そうそう。大体回復期の新患は急性期から転院してくる患者さんがほとんどだから、うちらは転院してくる患者さんのことを新入院の患者さん、って呼んでるの。もちろんわくリハの近所に住んでいる人が多いんだけど、うちの評判を聞いて遠くからやってきてくれる人も多いんだよ。だから近くの病院に限らず東京の大学病院とか、九州の病院とかから来る人もいるわね。さて、Aくん、Rは回復期リハビリテーション病院についてはどう説明してた?

---

48) コードブルーの人たちが着てるアレです。ゆったりしたＶネックの撥水Ｔシャツのことです。

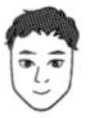

はい。

- 緊急性の高い治療は終わったが、何らかの疾患にまだ罹患している患者さんがほとんどである。
- それらの患者さんは活動の障害が残っており、在宅・社会復帰がそのままでは難しいため、リハビリが必要である。
- 彼らは1週間～長ければ半年程度、集中的な入院リハビリを行う。
- リハ科医は彼らの主治医になるため、亜急性期、慢性期の内科管理・緊急対応はできなければならない。

ページの外も含めてR先生がおっしゃっていたことをまとめると以上です。

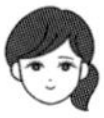

ページって言わないでください！　L先生、あまり回復期病院のことを詳しく知らないのですが、大体患者さんは何人くらいいらっしゃるのでしょうか？

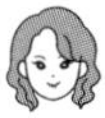

うん、回復期病院っていっても色々あってね。急性期病院の中の一病棟を回復期「病棟」にしているところもあれば、こうやって一つの病院を建てて、まるごと回復期「病院」にしているところもあるの。だから、患者さんの数は各施設のマンパワー次第かな。30床ちょいでがんばっているところもあれば、３００床近くある大きな病院もあるわよ。うちは１５０床だわね。

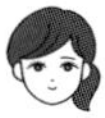

わくリハのベッドは全部回復期ですか？　どんな病気の方が多いのでしょう？

そう。ここはリハビリ専門の回復期病院だから、全床回復期。でね、回復期の患者さんの層は本当に病院によってまちまちなの。**全体でみると骨折とかの整形疾患と脳卒中が圧倒的に多くて、**脊髄損傷とか、心臓の手術の後とか、肺炎の後の人とかが少数で並んでる感じなんだけど、この中でも多職種が必要になる疾患とそうでないものがあってさ。マンパワーが足りないところだと脳卒中や脊髄損傷はみられなかったりするから、骨折ばっかりになってるところもある。逆に脊髄損傷や心臓に特化している施設もあったりするし。わくリハは脳卒中と骨折の患者さんが同じくらいいて、その人たちで8割弱を占めてるね。

へー！ **リハビリも疾患によって手のかかり具合が違うんですね。**具体的にマンパワーが足りないところってのはどういうところなんでしょう??

そ！ また後で話すけど、リハビリ科は薬や手術

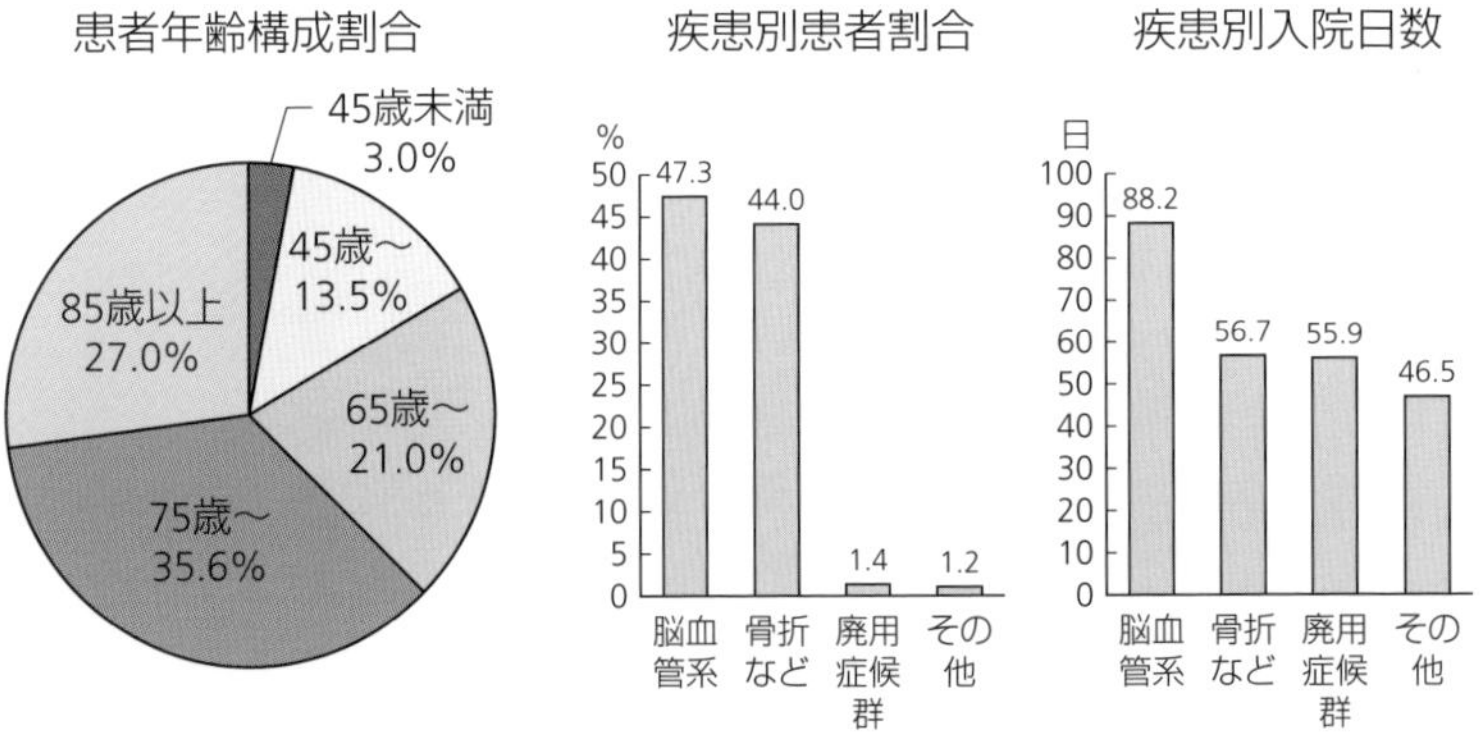

図7 疾患構成・年齢構成・疾患別平均入院日数（いずれも 2015 年度）
（回復期リハビリテーション病棟の現状と課題に関する報告書（平成 28 年 3 月回復期リハビリテーション病棟協会）のデータより作成。いずれも 2015 年のデータ）

じゃなくて、人（患者さん自身も、コーチである医療者も含めたチーム）が人（患者さん）を良くする科だから、常にマンパワーとの戦いといっても過言ではないの。

どこの業界もそうだけど、人が足りないのは圧倒的に地方ね。やっぱり療法士の3職種が1つでも欠けるとリハ科医的には色んな疾患をちゃんと診るのは厳しいんだけど、地方に行くと療法士も都心以上に全然足りてなくて、OTとかST（言語聴覚士）のいない施設もいっぱいあるんだよ。優秀な人がもっともっと増えてもらわないと困るよね。

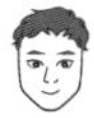

じゃあ、地方でたとえば脊髄損傷になって回復期でリハビリしようってなったらどうすればいいんですか?

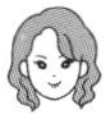

良い質問（笑）。近くに経験豊富な回復期病院があれば凄くラッキーなんだけど、なければ離れたところにある脊損センターみたいなところに入院するか、どうしても近くじゃないと困る、ってことだったら人手は足りてないけどなるべく近くにある回復期病院に行くしかないな。

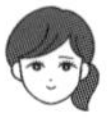

あの、回復期の患者さんは1日に何時間くらいリハビリされるんですか?

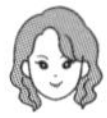

わくリハだと3時間[49]＋αで、365日毎日やってるよ。リハビリはスポーツと一緒で、基本はやればやるほど早く大きく良くなる（容量依存）から、とにかく練習時間を多くしたいんだよね。マンパワーが足りない……たとえば療法士の数が足りないと、この3時間が取れなかったり、毎日できなくなったりするんだよ。うちは全部で100人以上療法士がいるから今は何とかなってるかな。

49）回復期では患者さん一人あたり1日3時間まで健康保険でのリハビリが許されています。

リハ医学の哲学をもって施設を構築すべし

L先生、3時間＋αの〝α〟って何ですか？

容量依存なんだったら、決められた3時間の他にも練習できた方がいいでしょ？ わくリハでは病棟でもなるべく練習できるように、看護師と一緒に歩く時間と、座り立ちの全体練習の時間を作ってるのよ。

祖母が入院していた時は、リハビリの時間以外は部屋で座ってました……。

ははは、ここが特殊なんだよ。わくリハはリハ科医の考えるリハビリユートピアを目指して、設計の段階からリハ科医がデザイナーに要望を出して揉みながら建てたリハビリ病院だからね。病院のシステムもうちらの哲学の一つ、「無意味に寝てる人のいない病院」に沿って構築してるのよ。

なんか綺麗っていうか……エントランスからお部屋までホテルみたいに凄くゴージャスですけど、これもリハビリ科の哲学なんですか？

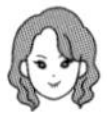

うん。回復期では長い人だと半年入院してるからね。そして患者さんが良くなるには患者さんのモチベーションが大事って習ったでしょ。**回復期入院は強化合宿みたいなものだから、必ずしも楽しいことだけ、とは限らない。**つらい練習をこなさなければならないこともあるじゃない。もしA君が長期間合宿するんだったら、病院然としているよりは、リゾートみたいな内装にした方がやる気は持続するんじゃないかしら？ この病室、今は空床みたいだからちょっと覗いてみよっか。どう？

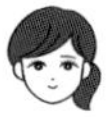

わー！ 広い！ なんていうか、エントランスからお部屋まで、病院全体に統一感がありますね。

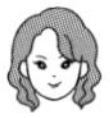

統一感はデザインのセンスね。日本ってひたすら白いだけの病院多いじゃない？ **新しいだけの綺麗さはすぐに陳腐化**するから古い病院てどこも同じように見えてしまうけど、デザイン哲学があれば時間が経っても美しさは劣化しないのよ。

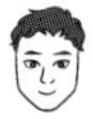

全面窓なんですね！ まさにリゾートホテルですね！ あと壁にも素敵な絵が飾ってあります！ 壁紙もオシャレ！ 調度も凝ってますね！ この収納なんて猫脚じゃないですか！

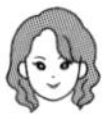

たしかに全面ガラス張りの病室はあんまり見かけないよね。内装の綺麗さだけじゃなくて、回復期は急性期と比べると病室にも色んな仕掛けがしてあってね。わかる？

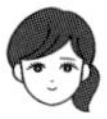

まず入り口もトイレもスライドドアになっていて……個室はシャワー付きなんですね。あ、トイレも3枚ス

ライドになっていて、ドアが大きく開くようになってます！ 車椅子の方でも入りやすいようになってるんですね！ あとは……洗面台が張り出しになっているのも仕掛けですか？

そう。車椅子の患者さんって普通の洗面台だと頑張って前かがみにならないと届かないでしょ？ こうやって張り出しの洗面台にしちゃえば脚が洗面台の下に入るから、周りをびちゃびちゃにしないでも顔を洗えるわけ。それから広いのにも意味があって、個室だとトイレまでの空間を自分一人のために使えるでしょ。患者さんの歩行がある程度安定してきたら、腰の高さくらいの調度とか置型の手すりを置いて、伝い歩きでトイレに行けるか評価することがあるんだけど、狭い部屋だとそれが置けないのよ。

あと、実はこの部屋は左片麻痺[50]の人用のお部屋だね。左の上半身と下半身が動かない人用。彼らは麻痺のある左側を下にしては寝られ

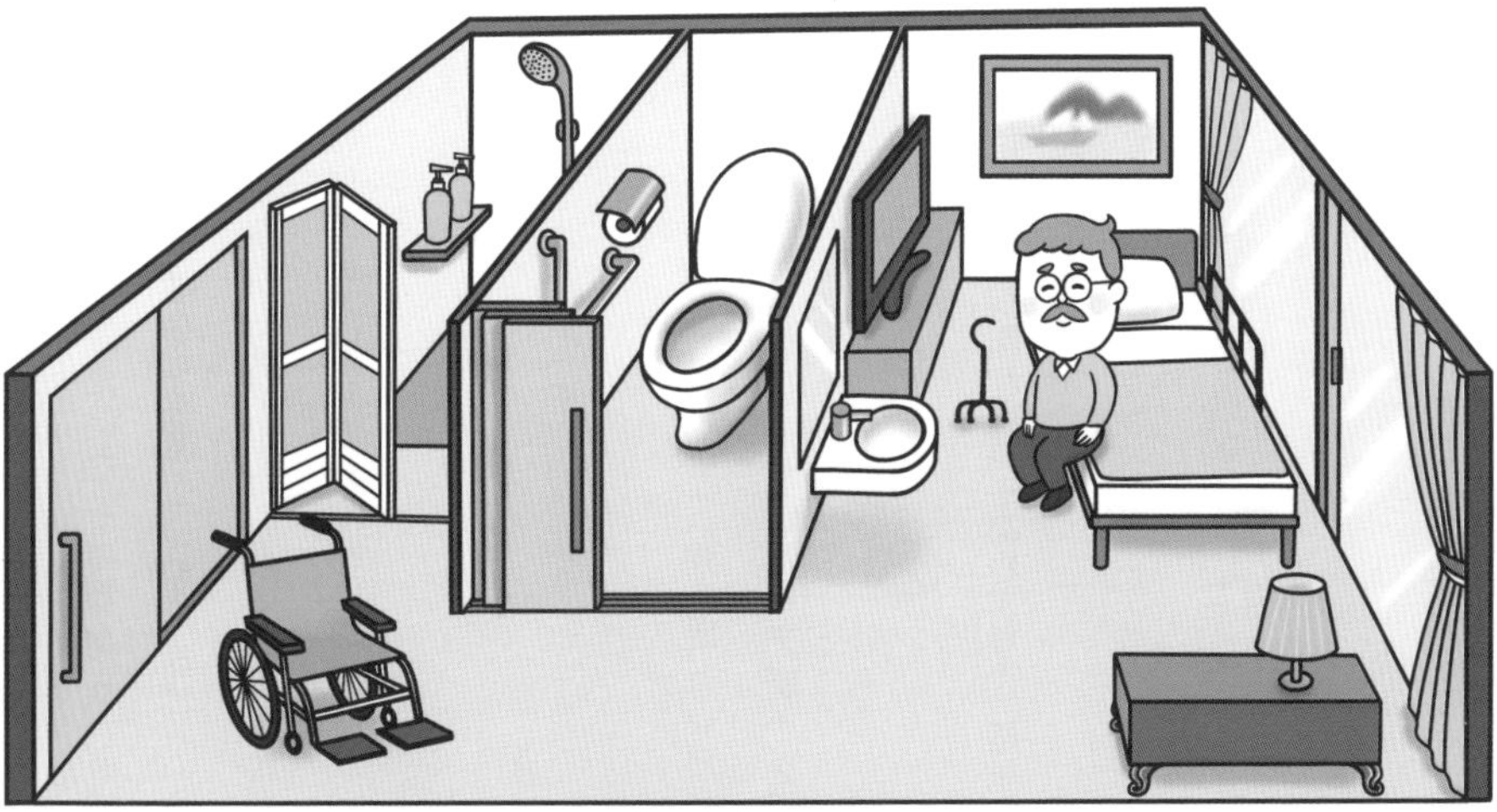

図8 回復期患者の活動をデザインした病室

50) 難しい話は抜きにして、脳卒中の患者さんで回復期に入院するような障害が残った人は、体の左右どちらかに麻痺が出ていることが多い、と考えてください。

ないのよ。そうすると、右に向いて右腕でベッドを押して起き上がるから、必然的に電動ベッドの枕側は我々から見て左側になる。普通は枕側にテレビ台のセットが置かれるけど、もしこれがトイレへの動線にあったら邪魔になるよね。つまり、ここは左麻痺の人用……というか、脳卒中の患者さんが入る場合は、右の麻痺だと少し使いにくいお部屋、かな。

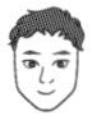

ほえー！　今までそんなこと考えたこともなかったです！　大学病院でお部屋のレイアウトをどうするか、なんて発想すらしたことがなかったです！

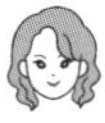

やっぱり病棟には活動からみたデザインの哲学、そうね、リハ哲学がないと面白くないわね。うちの大学病院も綺麗になったんだけどねー。せめてエレベーターに鏡くらいはつけてほしいもんだわ。

回復期では患者さんの役割が変化していく

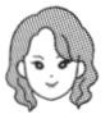

病院然としないほうがいい、に関連するんだけど、急性期と回復期では少し患者さんの役割が変わってくるの。たとえば大学病院で、特に活動の制限のない、自分で歩いて院内を自由に動ける患者さんでも、家族が洗濯をしてあげたり、コンビニで必要なものを買ってきてあげたりするよね。これはどうしてだと思うかしら？

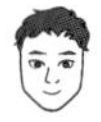

うーん、自分が怪我して入院していた時もそういうことはありましたけど……。特に違和感なかったですね……。病院に入院してるんだから当たり前だと思ってました。

「病院に入院してるんだから」=「病院に入院するくらい悪い病気or怪我をしている」ってことよね。かつ、「自分の好きでなった訳ではない」→「病気or怪我で他人から援助が必要なことに責任は問われない」→「日常生活で普通にこなしていた役割を放棄してOK」、っていう心理じゃない？

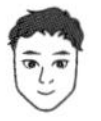

そうかも……しれません。

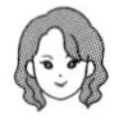

これね、昔の人が分析してるの[51]。さて、でも逆に回復期ではどうなるかしら？ ここは家に帰る、社会復帰の準備をするところだよね。

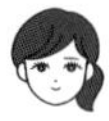

社会復帰したら……障害はあれども、何でもかんでも手伝ってもらう訳にはいかないので、なるべく自分でできることを増やしていかなければならない。

表2 急性期と回復期の患者の役割の変化

急性期病院	回復期病院→退院後の生活
本人の責任でなった病気ではないため、いつも果たしている役割が一時的に一部免除される。	真に自分では実行不可能なものしか役割は免除されない。
病勢に関しては本人の関与できる割合が少ないため、悪化しても責任を糾弾されない。	障害がある中でのパフォーマンスの向上は本人の練習量に大きく依存し、かつなるべく自立を求められる。
患者は病気の治癒を求める。	患者はある程度の障害を受け入れなければならない。
受け身の姿勢でも治療は成立する。医療者が治療の主体であることが多い。	主体的に自分の未来をデザインし、治療に参加する責任が生じる。医療者はその援助をするのみである。

* Talcott Parsons の提唱した sick role を改変して表にしています。

51) Parsons T. Illness and the role of the physician : a sociological perspective. Am J orthopsychiatry. 1951 ; 21 : 452-60.

そう、つまり免除されるのは、本当にできないことだけ、になるよね。
次に、急性期では「病気」が治らなくても非難されないよね？ 治している主体は患者さん本人ではないから、治癒は本人にはコントロールできないもの。でも回復期では？ ここは本人が頑張らないと良くならないから……？

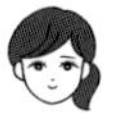

本人が積極的に治ろうとして、治療に参加しなくてはならない。

そしてさらに、急性期では患者さんは当然病気がなくなってほしい、完全に治癒したい、と考えるけど、回復期では障害が残ってもそれに合わせて生活できるように練習していく。つまり、障害の受容が求められるわけだよね。もっというと、治療に関しても、急性期だと寝て点滴されているだけの受け身でよかったけど、回復期では障害を理解して、建設的に自分の未来について医療者と話し合って、自分で決めていく必要がある。ほぼ急性期とは真逆の役割を期待されるわけよ。でも、急性期から転院してきていきなり自分を変えられる人はまずいない。だから、時間をかけて徐々に慣れていってもらうんだけど、そこらへんで我々とギクシャクしちゃう人もいるのよね。つまり、回復期病院は身体能力を改善させて、患者さんと未来を設計して環境を調整するということももちろん目的なんだけど、患者さんの心の変化を図る場所でもある、ということなの。時間としては少ないけど、急性期でもリハビリの時間はそうかもしれないわね。さて、心の変化を促すには我々はどうすればいい？ 語りかけて傾聴する以外では？

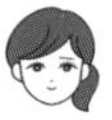

なるべく手を出さないで、動作を観察する必要があります。

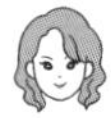

そう、回復期ではスタッフも家族も、なるべく「手伝わない」。どの程度手伝わないかの方法論[52]は時間がないから割愛するけど、急性期だと看護師は早く次の患者さんの対応をしたいから、患者さんのADLを手伝ってしまうことが多いよね。でも、それだとその動作に習熟できない上に、患者さんがいつまでも受け身のままになってしまうじゃない？ ただ、回復期も病院は病院だから、どうしても検温とか投薬とか、患者さんが受け身にならなければならない瞬間が存在する。そうすると患者さんも役割変化の過程で戸惑ってしまったりするわけ。だからなんなら看護師も白衣じゃない方が良いと思うんだけどな。同じく病院の内装でも、病院病院してるよりは、ガラッと雰囲気を変えた方が患者さんは「あ、自分の役割が違う場所に来てるんだな」と思ってくれやすいよね。

転倒リスクと向き合い、活動を上昇させる

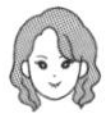

本当は回復期に限った話じゃないんだけど、特に回復期で重要になってくるのは転倒リスクだね。Aくん、どうして転んだらだめなの？

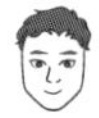

はい！ 大体病院に入院している方は高齢の方が多いので、骨が脆くなっている（骨粗鬆症）可能性があり、

52) 患者さんのそのタスクの完遂率が低いものや、完遂率が高くても本人にとって時間や手間がかかる場合は、手伝わないと結局そのタスクをやらなくなったりします。どのタスクをどの程度自分でやってもらうかは、リハ医学の重要な一分野になっています。

コケたら格段に骨折しやすいからです！

素晴らしい。それじゃ、病院での転倒・転落事故を0にするにはどうすればいい？

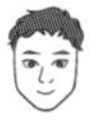

え。うーん。歩かせなければ転ばないような気もしますが……。

そうだね。はいはいもできない乳児は絶対にコケないのと同じだよね。動けなかったら転ばない。でも大人になるには歩行という新しい運動を覚えなければいけないし、かつ一人でやろうとするから、子供は1歳弱になるともう転びまくりじゃない？　回復期は活動度を上げていく、つまり患者さんが障害を残した中で一人でできる限り動けるようになることを目的とする場所だから、それに従って当然転倒リスクも増えるわけ。

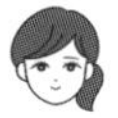

障害を残した中での動作、というのはつまり新しい運動（スポーツ）だから、これを学習するまでは転びやすい、ということですね。

そう、あとで新入院の患者さんの診察をするけど、その時にしっかり転倒リスクの話をするからよく聞いておいてね。転んでトラブルになるケースを耳にすることがあるけど、病院での転倒・転落事故を0にするには超簡単。患者さんをみんなベッドにくくりつけておけばいいんだよ。でもそうしたらリハビリの時間以外は動けないから最大限の回復は得られない、しているＡＤＬの確認もできない。退院した瞬間コケるよね。そんな医療は無責任だし、本人もご家族も困る。「絶

対にコケないようにしてください！」って言うご家族が稀にいるけど、さすがにここまで話せば大体の人はわかってくれるかな。

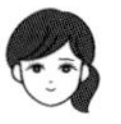

絶対にコケないように……というのはさっきの「患者さんの役割の変化」というところのご理解が追いついてこないがゆえにご家族に起こることなのでしょうか？

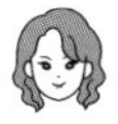

そういうことが多いね。患者さんの役割＝回復期の役割の誤解かな。リハビリっていうとマッサージを受けるっていうイメージ[53)]がまだあるみたいで、リハビリをただ受け身に「してもらう」ところって思ってる人がいるのよ。

回復期（に限らず患者さんが家に帰る前）は家に帰るシミュレーションをするところでもあり、シミュレーションとは安全性の確認でもある、ということ。この回復期の機能をしっかりドクターが共有しておけばすれ違いを減らせるはずよね。

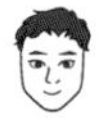

うーん。でも先生、入院のときにこれをいきなり言われるとびっくりする人もいるのではないでしょうか。入院する朝にすぐには納得できないかもしれないと思いますが……。

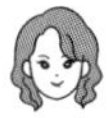

ふふふ、わくリハはここには特に気を使っていてね。入院前の別の日にご家族に一度面談室に来てもらって、回復期で何をするか、ということを簡単な予後も含めてドクターがお話ししているのよ。あ、心構えをもってもらっておけば、いざ転んでもトラブらなくて安心って話じゃないよ。転んで骨折したらマイナスからやり直しだからね。回復期に限ったことではなくて、私

53) 初対面の医療業界外の人に「リハビリの医者です」、と挨拶すると、整形外科ですか？ 理学療法士ですか？ マッサージをする人ですか？ というのが 3 大聞き返しパターンです。

達は患者さんが転ぶリスクを評価すると同時に、転ぶ確率を下げられるあらゆる手を打っていかないといけないの。

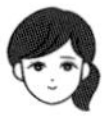

具体的にはどういう対策をされてるんでしょうか?

これには患者さんに関わる**全職種と家族からの観察と知識が必要**なのよ。「できる」ADLと「している」ADLの話はRから聞いたわね? この両方をうまく使っていくの。「できる」ADL、つまり患者さんがMAXでできるパフォーマンスから病棟・家庭で「している」ADLを推定する、**能力推定方式**が一つ。そして病棟・家庭で昼夜実際に行っているパフォーマンス、「している」ADLをつぶさに観察する、**現場検証方式**がもう一つ。これを組み合わせて評価[54]して、**ドクターが責任を持って安静度を上げる許可を出す**。この方法論はそれだけで学問になるくらい、転倒予防はリハ医学の重要な一分野になってるのよ。

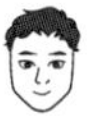

L先生、話し方がR先生に似てますね。

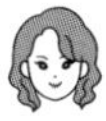

Rは私の弟弟子だからあいつが私に似てるんだよ。

---

54) 大高洋平．回復期リハビリテーションの実践戦略　活動と転倒　リハ効果を最大に，リスクを最小に．東京：医歯薬出版：2016 をご参照下さい。名著です。各施設でマンパワーと設備が異なるので、これを使えばOK、という評価はありません。他施設を参考にしつつ、独自なものを編み出していく必要があります。

8

特徴5

リハ医学は真のチーム医療

本章のポイント

- リハビリではスタッフが適切な練習を組み、コーチングすればより効果が高くなる。
- リハビリ科ではコーチの手を使った受け身の治療も行うことがある。
- ADL をみる技術は看護師の大事なスキルパラメータの一つである。
- リハ医学では病院内外の患者さんに関わるすべての人を1チームとして考える。
- チーム医療で最大のパフォーマンスを発揮するためにはチーム戦略が必要になる。
- リハ科医は監督として戦略をたてるが、検査や注射など、実際にプレーも行う。

リハビリ科は人が人を良くする

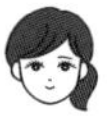

あの、R先生に「特徴④：リハ医学は患者さんが患者さんを良くする」って教わったのですけれど、こうしてリハビリを見ていると療法士さん達も実際にマットの上で患者さんのストレッチをしていたりしますよね。リハビリの治療においては患者さん主体の要素が100％っていうわけではないように思うんですが……。

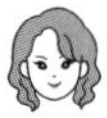

Bさんよく考えてるねー！　よろしいよろしい。またスポーツの例で考えてみようよ。リハビリ科のコメディカルもドクターもコーチのようなものだ、ってRは言ってたよね？　Bさんがコーチの指導の下で数カ月練習してバスケがうまくなったとしようか。これって二つ側面があって、一つはBさんは自分でもたくさん練習したからうまくなった。もう一つはコーチがBさんをみて、Bさんに最適な練習を分析して練習プログラムを組んだから最短期間で最大限うまくなった。前者は患者さんが患者さんを良くする、ってことだよね。一方後者は**コーチが患者さんを良くした、と捉えることができる**。**つまりリハビリ科は人が人を良くする科でもあるのよ**。それじゃ、その人が何を使って良くする……治療をするか、ということを考えていこうか。Aくん、テニス部のコーチは練習プログラムを組んだり打ち方を教えたりする以外に何をしてた？

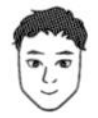

そうですね……。それこそ一緒に固い筋肉のストレッチをしてくれたり、鍼の資格を持ってるコーチは怪我してる選手に鍼をやってくれたりしました。

そう、いわゆる「医学」の治療だと患者さんはやってもらうだけの受け身の治療じゃない？　患者さんが自分で自分を手術したり、点滴したり[55]できないから代わりに医療者が行う、と。リハ医学の「治療」は対照的に**患者さんが自分でする練習のコーチング、という治療**が多いけど、他の医療と同様に、**患者さんが自分でできないことを代わりに行う、受け身の治療もちゃんとある**の。今Aくんが言ってくれたストレッチも鍼も、選手自身ではやれないからコーチが一緒にやってるんだよね。Bさんが見てた、療法士がマット―プラットフォームって私達は呼んでるけど―の上でストレッチしてるのは、患者さん一人では十分効果が出るところまでギューっとストレッチできないところをやってるのよ。たとえば背中の奥の筋肉なんて自分自身でストレッチできないでしょ。受け身の治療も必要なわけ。これはどっちが大事ってことじゃなくて、その人にとって必要なことをやるだけなの。自分で全然動けない人だったらどうしても受け身の方の比率が多くなるでしょ。

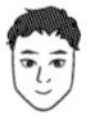

たしかに。**ストレッチや鍼だけではテニスはうまくならない**ですもんね。

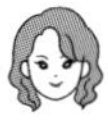

そのとおり。受け身の治療ではリハビリ科でも特に療法士においてはPT・OT・STの二本の手で治療する。そしてコーチングという治療では療法士に限らず、ドクターもコメディカルも彼ら

55) 医師が体調が悪くなって点滴が必要な時は現場に迷惑をかけないように自分で点滴することもありますが、さすがに全身麻酔の手術は自分でできません。

の手で患者さんに触れながら教えていく。リハビリ科は人の手で人を良くする科って言われる所以ね。

看護師の役割

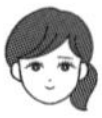

看護師も人の手で人を良くしているのでしょうか？

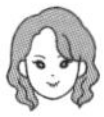

もちろん。ふふふ、Aくん、病院の看護師の仕事って何？

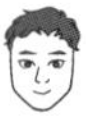

えっ……。人の手で……点滴をつないだり、検温したり……僕らの指示をこなしてくれます。あと、患者さんの変化に即座に気づいて知らせてくれます。

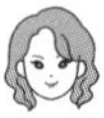

30点だなぁ。Bさんどう？

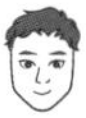

（シクシク……）

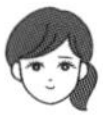

私は患者さんの心に寄り添う仕事だと思っています。患者さんと一番触れ合えるところにいるので……。ご本人と向き合って、R先生もおっしゃっていましたが、モチベーションのところにも働きかけていく仕事ではないでしょうか。

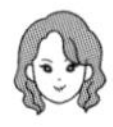

それもそうなんだけどね……。二人が言ってくれたことはもちろん看護師はやってくれないと困るんだけど、それだけじゃあ患者さんは家に帰れないのよ。これは急性期でも回復期でも関係なく。Bさんは「看護の目的」は学校でどう習った？

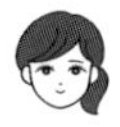

「看護は、あらゆる年代の個人、家族、集団、地域社会を対象とし、健康の保持増進、疾病の予防、健康の回復、苦痛の緩和を行い、生涯を通してその最期まで、その人らしく生を全うできるように援助を行うことを目的としている」[56]って習いました。

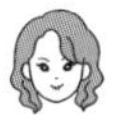

うん、すごくリハビリ的でいい文ね。さて、つまりこの目的を達成するためには病棟で……に限らず、何をしなきゃいけないと思う？

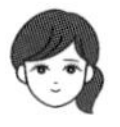

人の手で人を良くするってことだと……たとえば、必要な方には口腔ケアだったりおむつの交換や入浴・整容などのお手伝いをします。

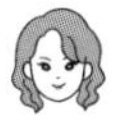

んー、最後の「援助」っていう言葉を履き違えてるのかも。**援助はイコール介助じゃないんだ**よ。治療には受け身のものとコーチングとがあったでしょ。今まで言ってくれたのは受け身のものばっかりじゃない。看護師はコーチングだと何をしなきゃいけない？　独居で家に帰るのにトイレ動作の習得が必須な人がいて、その人のトイレを介助し続けるのは果たして有効な援助になるかしら？

---

56) 日本看護協会「看護者の倫理綱領」より。「健康」の概念の中にADL・QOLが入っていると推察されます。患者さんだけではなく、ご家族にも、周辺環境にも働きかける、と超リハビリ的な文です。

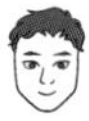

あ！　これは「できるＡＤＬ」と「しているＡＤＬ」の話ですか⁉

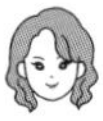

お、Ａくんわかってきたね。それじゃこの人のトイレ動作は、作業療法の時間にＯＴが「手すりのここに右手を置いて、次はズボンを左手で下ろして」って１動作１動作逐一全部教えてできているとしよう。それが病棟のお部屋で夜中一人の時にできると思う？

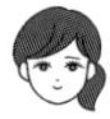

難しいんじゃないでしょうか。昼間の練習の時間と違ってアドバイスはないし、部屋は暗いし、トイレ行くのに焦ってるし、寝ぼけてるし……。

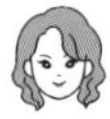

そう、難易度はリハ室で「できる」ＡＤＬよりも高いよね。すると、難しくなった分、安全にできているかわからない、夜に病棟で「している」ＡＤＬは誰が確認すればいいの？

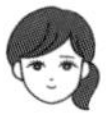

看護師です！

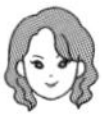

そのとおり。わかりやすいところだと、夜間お部屋での動作をみられるのは看護師だけだよね。もちろんものすごーく不安な患者さんは私も当直の時だったら一緒に確認に行ったりするけど、基本、夜は病棟のことは看護師の仕事だからね。療法士と「できる」ＡＤＬを上げる[57]ことも、病棟で「している」ＡＤＬのクオリティを確保することも、どちらも欠かせないのよ。

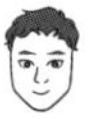

つまり、看護師さんの仕事はＡＤＬをみる仕事[58]だ、と。

---

57) ただし、療法士も必ず「している」ADLをチェックしています。たとえば病棟で昼の食事場面にOTやSTが張り付いているのはそのためです。

58) 手術室ナース、保健師などさまざまな役割があるので、一概には言えませんが、少なくとも患者さんの生活に直接関わるナース、つまり病期を問わずあらゆる病棟のナース、訪問看護のナースはすべからくADLをみる仕事です。そしてリハビリテーションの本質はやはりそこにあります。

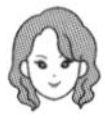

そう、君たちが言ってくれたこと……指示の正確な実行、患者さんの状態の把握、精神面の援助、ADLの介助はそれぞれに熟達の必要な大事な看護スキルではあるけど、それらだけでは物足りないのよ。テニスのコーチは練習も試合も両方じっくり見てアドバイスをくれるでしょ。看護師はADLをみて、A・D・L・を・ご・家・族・に・も・コ・ー・チ・し・て[59]、家に帰ったあとの生活のシミュレーションをしないといけないわけ。転倒リスクのところでも話したけど、病棟は「受け身」の治療の装置であると同時に、しているADLを評価し、介入する「コーチング」という治療の装置でもある、ということね。コーチングは人の手で行うものだったでしょ。看護師は立派に人の手で人を良くしている職業なのよ。

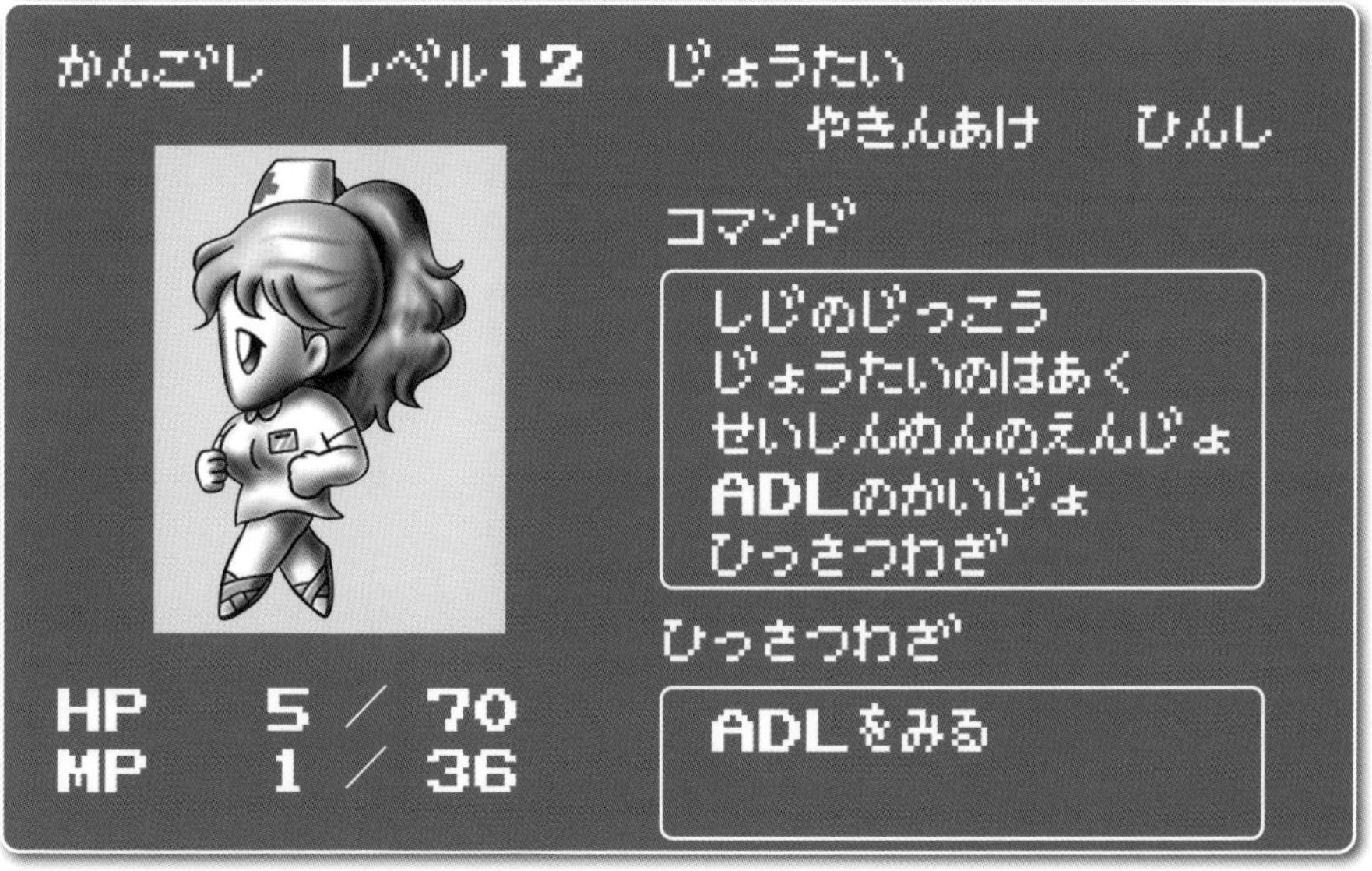

59) 家族指導は「ADL をみる」にまつわる、看護師にしかできない重要な仕事の一つです。入院早期から患者さん一人ひとりに対応した介助・ADL の観察を一緒に行い、教わることで、ご家族は便の処置などへの抵抗もなくなり、退院後の生活の実際のイメージを掴むことができます。これはどの病期を担当する看護師も熟達する必要があります。

リハ医学のチーム医療

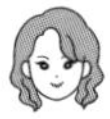

さて、人の手で人を良くする科だっていうことがわかってきたところで質問です。「チーム医療」って耳にタコができるくらい授業で出てきたと思うけど、チーム医療って何でしょう？

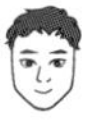

一人の患者に複数のメディカルスタッフ（医療専門職）が連携して、治療やケアにあたること[60]って書いてありました。大学病院にも褥瘡[61]チームとか、栄養チームとかあって助かってます。

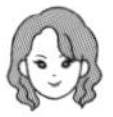

それはチーム医療のただの直訳だし、**そういう合併症の治療・予防ユニットを作ることをチーム医療って表現するのは誤解のもとね。**じゃあチームが必要なのはなんで？

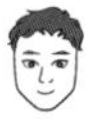

え、うーん。ドクターもナースも忙しいから、手が回らないところを他の職種が助けてくれるように、ってことだと思ってました。褥瘡とか任せておけばやってくれるので……。

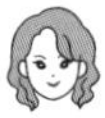

医学部は何を教えていたのよぉぉぉぉぉっ！って、私も学生の頃は同じくらいの理解だったけどね（笑）。チーム医療ってわかってる人がいないから全然ちゃんとしたことを教えられないのよ。

疾患を治したいだけだったらチームなんていらないじゃない。病気にはよるけど、それこそ薬か手術さえあれば治るものは治っちゃうもん。逆に考えると、疾患を治すだけじゃないからチー

60）チーム医療推進協議会ホームページより。

61）床ずれ、を医学用語で表現すると褥瘡（じょくそう）になります。

ムが必要ってことでしょ。ほら、今までの「できる」「している」ＡＤＬと人の手の話の流れと、医療の目的を思い出して答えを言ってちょうだい。

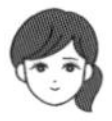

わかりました！（退院後も）患者さんの考える幸せな生活をなるべく長く続けられることが医療の目的だが、それには疾患や合併症の治療・予防[62]だけではなく、活動を評価し、活動に介入する必要がある。活動の評価・介入は、ある患者さんと家族、それに関わる医師・コメディカル全員の人の手で行うものであるから、当然この患者さん・家族・多職種の全員が一つのチームとなることが必要となる。ってことでしょうか!?

Ｂさん１００点！いいね！ある疾患治療・合併症対策目的のための分業ユニットをたくさんつくるチーム医療は、ユニット間の連携の話だよね？リハ医学の意味でのチーム医療は、分業の推進を目的としているわけじゃないのよ。Ｂさんが言ってくれたように、私達の考えるチームって全員のことなの。サッカーで言えばクラブ、野球で言えば球団そのものがリハ医学でのチーム。全員で一チームの、そのチームメイト同士の連携が、リハ医学でのチーム医療なのよ。チームメイト同士の連携は凄く有機的だから、他の意味でのチーム医療とは違ってずいぶんユニークなのよ。

　ユニット間の連携って、たとえば褥瘡チームが回診してきて、〇色期で先週より縮小してないからこの薬を塗って、除圧はこうした方がいいでしょう[63]、って言ったら主治医の病棟チームは特殊な理由がない限りはその提言どおりのことを行うでしょ。つまり、ユニット間の連携には

---

62) 疾患・合併症の治療と予防にも活動は密接に関わっています。たとえば褥瘡回診で除圧と栄養を何週間も議論されている寝たきりの方も、実は座れた、歩けた、だとすべての努力が無に帰ります。

63) 学生の皆さんは難しいことは飛ばして読んで下さい。

パフォーマンスの大きなバリエーションはつきにくいのよね。ま、それが良いところでもあるんだけど。

一方、患者さんに関わる全員を一チームにした上で、チームメイト同士の連携を取る場合って、全体のパフォーマンスに差が出てくるのよ。なんでだと思う？

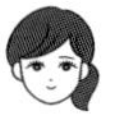

人の手は作用を変えられる[64]からです。そして人が大勢いれば当然チームワークが必要に……。

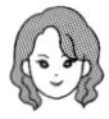

ふふふ、言語化するのが少し難しいわね。人の手はいくらでも作用を変えられるってのはつまり、やることとやらないことをチームメイトが自分で選択することができるってことだよね。まさにスポーツと一緒で、サッカーでいえば、今自分は一緒に攻め上がるときなのか、相手選手のマンマークを続けるべきなのか、自分で選ぶことができる。そして、チームメイトが大勢いる中で自分で選択した自分の行動は、当然チームメイトの動きと連携していないと全体のパフォーマンスは上がらない。いくら精度が高いキックができるプレイヤーでも、味方のいないところにセンタリングしてもしょうがないもんね。そして、レアル[65]のようにスーパースターが11人いても試合に必ず勝てるとは限らない、ということが意味するところはつまり、全体のパフォーマンスを上げるようにチーム内の連携をとるのは一筋縄では行かない、ということなのよ。この「全体のパフォーマンスを上げるようなチームワークを考える」ことをなんていうの？

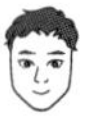

スポーツでは戦術とか戦略を立てる、っていうと思います。んー、具体的に医療の場面でチームに戦略がな

64) どんなスポーツでも、下手なコーチにつくとうまくなりにくいし、上手なコーチのもとではうまくなりやすい、ということです。

65) レアルマドリード。スペインの超強豪サッカーチームで、銀河系軍団と称されるスター選手の集まりですが、全勝できているわけではありません。

いとどうなるんですか？

よく聞く話なんだけど、みんなバラバラなことやり出すんだよ。たとえば脳卒中の発症後1カ月経ってて、麻痺の手に全く力が入らないとしよう。この時点でもう長期予後としては元のように動く確率は非常に低いから、まずは早く移動を自立させられるようにしたいんだよね。しかし、PTは自分の好きな足関節の運動練習を教えていたり、OTは手のストレッチばっかりやっていたり、看護師は本人が寝たがると寝かせちゃったり……。本当はまずは全員で座り立ちと歩行をみるべき時にこうやってチームがバラバラに動いていると、数週間～数カ月で結果にどんどん差がついてくるのよね。つまり、**チーム医療は活動に介入するスペシャリストがただ集まっただけでは機能しなくて、全体の戦略を練らないといけないってこと。**Aくん、チームの戦略を練るのって、病棟だと誰がどうやってやってた？

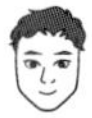

考えてみると、大学病院だと病棟カンファレンスで戦略を立てていたように思います。カンファは主治医にかわって僕が出ることが多かったんですけど、カンファの参加者……多職種のみんなで練ろうとしてました。

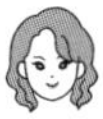

みんなで練ってうまく行ってた？

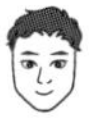

正直全然うまく行ってる感じがなかったです。カンファの進行役が毎週各職の持ち回りで……他の職種に気を使って、「これやってほしい」が言えないのが僕でもわかるんです。結局なぁなぁになってたことが多いかなぁ。

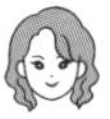
うふふ。ひとまずまとめようか。リハ医学におけるチーム医療は、患者さんに関わる全員をチームとしていて、チームのパフォーマンスを上げるためにはチーム全体の戦略をたてて、それに従ってチーム内の連携をとっていくことが必要である。そして、その戦略を立てるところは各施設でとっても苦労しているのよね。

監督としてのリハ科医

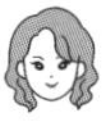
じゃ、プロスポーツにおいて……、野球でもサッカーでも、戦略を立てるのは誰？

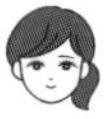
監督です。

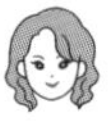
そうだね。つまり、チーム医療でもちゃんとした監督が指揮すれば、パフォーマンスが上がるはずよね。実は私達リハ科医は、スポーツにおけるチームの監督、オーケストラで言えば指揮者なの。戦略ってのは結局、すべて人を動かすことなのよね。それによってチームのパフォーマンスを最大にして、患者さんを最高に良くする、と。こういうことをやっている人って他にいた？

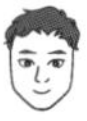
うーん、見たことないです。でも、それってたしかにドクターにしかできないように思います。

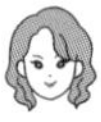
そう、チームのキャプテンは誰がやってもいいと思うんだけど、監督、すなわち説得力をもって

チームメイトに実際に動いてもらう責任をもつのはやっぱりドクターがベストなんだよね。そして私達リハ科医はその専門職[66]でもあるってわけ。監督の仕事を説明すると、①目標設定、②役割指示、③チーム育成、の3つがあるの。それぞれ試合をしていない時—患者さんをみていない時と、試合中—一人の患者さんをみている臨床の時に分割して考えてみようか。

監督の役割①：目標設定

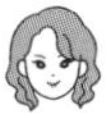

①目標設定だけど、これは試合外と試合中で分けると、試合外の目標は〝チームの最終到達地点〟で、試合中の目標は〝そのゲームの結果目標〟になるわね。チームの最終到達地点を決めるっていうと、監督は着任したら最初に、このチームは世界一を目指すのか、町内会の対抗サッカーで勝てば良いのか、を決めるよね。チームの強さの目標を決めるってこと。

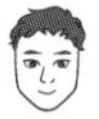

L先生のチームの最終到達地点はどう設定されてるんですか？

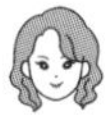

当然世界一だよ。一流のリハ科医は一流のチームを率いて最高の仕事をしたいの。私のチームメイトは一流になってもらうのにブリブリ勉強してもらうわよ（笑）。

次に試合中、そのゲームでの結果目標を決めるってのは、このゲームは引き分けで良いのか、それとも何点差で勝たなければならないのか……これは臨床では、ある患者さんの到達目標を決めるってことね。診察して予後予測をし、それを長期目標としてチームメイト（ご本人も含む）のベクトルを揃える。

---

66) 元ヤクルトスワローズの古田敦也選手が現役時代は選手兼監督を務められていたことがありましたが、プレーしつつマネージメントする、リハ科医の監督像としてぴったりです。

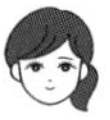

あ、R先生も診察の時に長期目標をお話されてました。

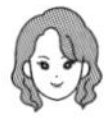

うん、私も後で入院診察の時に同じことをするからよくみててね。

監督の役割②：役割指示

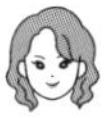

それじゃ、その②の役割指示に行こう。また試合外と試合中に分けて考えよっか。試合外での役割指示だけど……んー、Aくんはテニス部かぁ。テニスは少しわかりにくいな。サッカーのまま続けさせて（笑）。私が子供の頃のサッカーって、フォワードは攻撃だけして、ボールが自陣の奥に入っていったらディフェンスの選手が頑張っていたけど、今はどう？

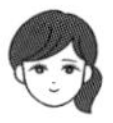

トータルフットボールで、攻撃を受けている時なら、前線が下がり、フォワードの選手もディフェンスに回ります。

そう。偉大な監督が戦術を大幅に変えて、サッカーにおいて選手の役割は変化したんだよね。さて、「リハ

表3　監督の役割

		①目標設定	②役割指示	③チーム育成
試合外（臨床外）	スポーツの監督	ワールドカップベスト8を目指す	フォワードも引いている時は守備をするチームにする	キャンプや試合前の練習統括
	リハ科医	チーム全体のクオリティの到達点を設定	院内外の各職種の役割の再設定	各職種の教育システムの推敲、スタッフの教育（宿題や勉強会）
試合中（臨床中）	スポーツの監督	この試合は何点差で勝つ必要がある	試合中の選手のプレーの修正	試合中にベンチで実技指導
	リハ科医	患者の予後予測をして、長期・短期目標を設定	患者に対する各スタッフのプランの修正	実際に患者を診ながらスタッフの疑問や弱点を解決

医学の哲学をもって施設を構築すべし」のところで看護師付き歩行の話をしたじゃない。回復は容量依存、つまりリハビリの時間以外でも病棟で動けた方がいいから、患者さんは看護師と歩く時間と、全体で座り立ちの練習の時間があるって。Aくん、これをもしうちの大学病院で病棟にやってもらおうとしたらどうなるかな？

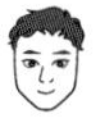

うーん、良い顔はされないと思います。師長以下みんなから文句言われるだろうなぁ。「そんなの私達の仕事じゃない！」とか「忙しいのにそんなことできない！」とか言われそうな。

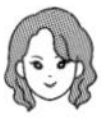

うふふ、病棟みんなで〝やらない理由探し〟を始めそうだよね（笑）。でもさ、看護師の役割のところを思い出してみようよ。「生涯を通してその最期まで、その人らしく生を全うできるように援助を行う」んでしょ？　病棟でも練習量を増やすことはやってはいけないなんて書いてないよね。

　選手は自分の役割を自分で決めたらそこまでの選手にしかならないんだよ。それはただのセクショナリズムであり、固定概念＝空気だから。一流選手はチームがワールドカップで優勝する、という目的・目標に向けて、何が必要な役割かを監督と納得いくまで議論して、適宜変化する役割に合わせてプレーする。多分サッカーの監督も、新しい戦略で選手の役割を変えた時にすごく反発されただろうし、その分たくさん議論したと思うのよね。

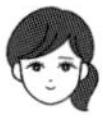

つまり、「患者さんが退院した後も、本人の幸せだと思う生活をなるべく長く続けられる」という医療の目的に合わせて、私達は必要な役割を考えて、常に変えていかなければならない……。

Bさん良いこと言うじゃん。各職種は選手であると同時に、常に監督の視点に立ってプレーしてほしいんだわ。言われたことをやっているだけだといつまでも一流にはなれない。自分でも考える。施設ごとに使える機器にもマンパワーにも差があるけど、その制約の中で必要な役割を監督と一緒に議論できるくらいにはいつも考えていてほしいな。

続けよっか。次は②役割指示のうち、試合中、つまり一人の患者さんの臨床に際してのもの。これは簡単で、試合中の指示よね。よくサッカーの監督って試合中吠えてるでしょ。リハビリでいえば、たとえば歩きが不安定なのが片方の脚が短いのが原因なのに、療法士がそこを埋めないで[67]ただ歩く練習ばっかりやってたら即吠えるよね。むくんできた患者さんがいて、看護師に夜間の尿量のカウントを指示したりするのも同様の指示ね。

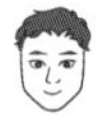

うーん、監督にはコメディカルの専門領域にモノを言える知識と経験がないといけませんね……。

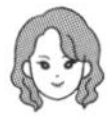

そもそもチームメイトが何ができるかを正確に把握してないと臨床で采配は振るえないから、最初はひたすら勉強で、彼らから教えてもらうことの方が多いんだけどね。でも彼らの専門領域っていったってリハ科医の専門領域でもある訳だから、3～4年もしたら教える側に回る[68]よ。

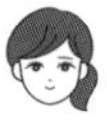

たとえば療法士さんのほうがリハ科医の先生より詳しいポイントってどこがあるんでしょうか?

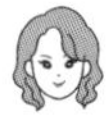

詳しい、というか、熟達しているスキルはあって、療法士だったら、ある患者さんと1日に1時

67) 脚の長さの差の分、高い靴底をつけると一撃で解決して、他の練習ができることもあります。

68) 自分が得た知識と考え方を教えることはできるのですが、経験年数が上がるほど「わからないことの多さ」がわかってくるので、リハビリは面白いです。

間は確実に一緒にいるから、患者さんの性格の把握と、それに合わせたやる気スイッチの押し方は私達よりも熟知してる[69]わね。

監督の役割③：チーム育成

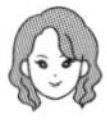

さて、それじゃ監督の役割その③、チーム育成にいこうか。これは試合中からみていこうね。ある一人の患者さんの臨床に際してのチーム育成。何だと思う？

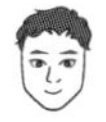

僕もよく研修医担当の先生にベッドサイドで患者さんを直接触りながら色々教えてもらいました。リハ科医の先生が療法士さんに色々ベッドサイドで教えることだと思います。

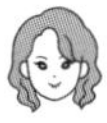

そのとおり。読売ジャイアンツの長嶋監督も松井選手に直接スイングの指導してたよね。ベッドサイドに限らず、リハ室でも私達は療法士に直接教えることはよくあるの。②の〝臨床での役割指示〟よりはもっとジェネラルだと考えてくれれば良いかな。肩の触り方とか歩行分析とかの診察の仕方から始まって、リハビ

表3 監督の役割（再掲）

		①目標設定	②役割指示	③チーム育成
試合外（臨床外）	スポーツの監督	ワールドカップベスト8を目指す	フォワードも引いている時は守備をするチームにする	キャンプや試合前の練習統括
	リハ科医	チーム全体のクオリティの到達点を設定	院内の各職種の役割の再設定	各職種の教育システムの推敲、スタッフの教育（宿題や勉強会）
試合中（臨床中）	スポーツの監督	この試合は何点差で勝つ必要がある	試合中の選手のプレーの修正	試合中にベンチで実技指導
	リハ科医	患者の予後予測をして、長期・短期目標を設定	患者に対する各スタッフのプランの修正	実際に患者を診ながらスタッフの疑問や弱点を解決

69) 患者さんにつらい練習をどれだけやってもらえるか、はまさに療法士の腕にかかってきます。

リプランの立て方のおさらいまで[70]、できてない子にはリハ科医が直接教えることもあるわよ。

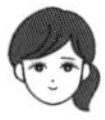

長嶋監督って言われて凄くイメージが湧いてきました。チーム育成でも、試合をしていない時の監督の仕事だと、たとえば開幕前のキャンプでチーム全体の練習内容を決めたりする、ということですね。

Bさん気が早いね（笑）。そう、臨床外でのチーム育成、というと、全体の教育システムの推敲、だよね。看護師、療法士、薬剤師をはじめとして、コメディカルには職種ごとに新人の教育システムは一応あるものだけれども、そう簡単に一流のコメディカルは量産できない。限られた人材の中で誰が何をどうやって教えるのが最も効果的なのか、を彼らと一緒に考えるのも監督の仕事なんだよ。

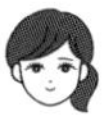

先生、さっきおっしゃっていた「一流のリハ科医は一流のチームを率いて最高の仕事をしたい」のであれば、教育は凄く大事にされているのでしょうか？

まさに私はコメディカルの教育に一番時間を使ってるわね。監督は人を動かして試合に勝って優勝を目指す仕事じゃない？ つまりリハ科医は、人を使って患者さんを良くする仕事なんだよ。そして人の手の良し悪しで患者さんの良くなり方が変わるんだから、一流の仕事をするためには、人を一流にする必要があるわけ。そう、リハ科医は究極的にはチームのクオリティコントロールをしているんだよ。けれどもこれが難しい。教育はリハビリと一緒で、結果が出るのに時間がかかる上に、蓋を開けてみたらうまく行っていないこともよくある。ここを何とか

---

70) つまり、SOAPのO→A→Pを若い療法士に教えることがあります。そんなの学校で習うじゃん！　と思うかもしれませんが、まともに習っていなかったりすることもよくあります。これは第10章の「100人いれば100通り」と深い関係があります。

するのはリハ科医の腕だわね。

リハ科医の先生っていわゆる「お医者さん」っていう感じじゃないですね。マネージメントする臨床家というか……。

そうそう。監督は英語でマネージャーだしね。外科でいう「手術のうまさ」っていうところがリハ科医の「マネジメントのうまさ」、でもあるわね。裏を返すと**チームメイトの仕事が三流だったらリハ科医が三流ってことだよ**。私のところに来てくれた患者さんは絶対他のドクターより良くしたいから、覚悟をもってやってるし、チームメイトも同じ覚悟をもってやってもらってるのよ。

って先生！ そろそろ入院の方が来る時間じゃないですか??

わ！ やばい！ 診察室に行くよ！ 監督が患者さんを診て、実際にどのように戦略=リハビリプランを立てるのか、よーく見ててちょうだいな。

9

リハ科医のはなし

本章のポイント

・リハビリ科もSOAPを使って考えをまとめ、カルテ記載をする。
・アセスメントではICFの生活機能モデルを用いて大量の情報を整理する。
・リハ科医は全部門の情報を整理し、予後を予測し、未来をデザインする。
・生活をデザインするには、退院後に利用可能な社会保障の知識が当然必要。
・誰しも患者さんの活動の問題をみかけたら放置せずにリハビリ科に相談すること。

リハ科医の回復期入院診察と頭の中

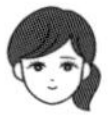

(モグモグ)……先生ごちそうさまです。すごいですね。両利きなんですか?

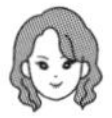

うふふ、気づいた?　私は書くのは右手だけどお箸は左手なの。食べながら勉強できる、医学部受験には必須のスキルなのよ!

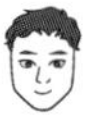

(そんな受験生見たことないけど……)

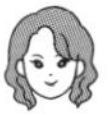

どかどかっと入院とったけど、どうだった?　ご飯食べながらで悪いんだけど、感想教えて。

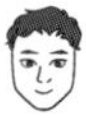

先生も診察室でミュージック派なんですね!

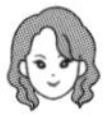

初対面の人と会うのに静かな診察室だったら緊張しちゃうじゃん。ここでは患者さんに色んな情報を喋ってもらわないといけないでしょ?　無音で威圧していたら聞きたい情報が出てこないかもしれないもん。あと、**リハビリってリズム**なのよ。往々にしてリハ室には音楽がかかってるでしょ。リズムに乗って楽しく動いてもらいたいの。

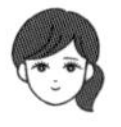

あの患者さんは3カ月で歩けるようになるんですね。診察が終わった後でズバッとそれをおっしゃってて……何というか、凄いなって思いました。そしてもうかれこれ一時間半ですけど、先生ずっと喋りっぱなしで……お疲れさまでした。

Bさんメモとりまくってたね！ 塗り絵してるのかと思ったよ（笑）。

新入院の時間は人のこれからの人生にまつわる話をするからどうしても情報量は多くなるし、それをしっかり聴取して伝えようとすると喋りっぱなしになっちゃうと思うんだけどなー。あと私喋るの早いじゃん？ だから大事なところは同じことでも3回は繰り返して話すようにしてるの。念押し、ともいうけど（笑）。

Bさん、今の脳出血の人に私がこの90

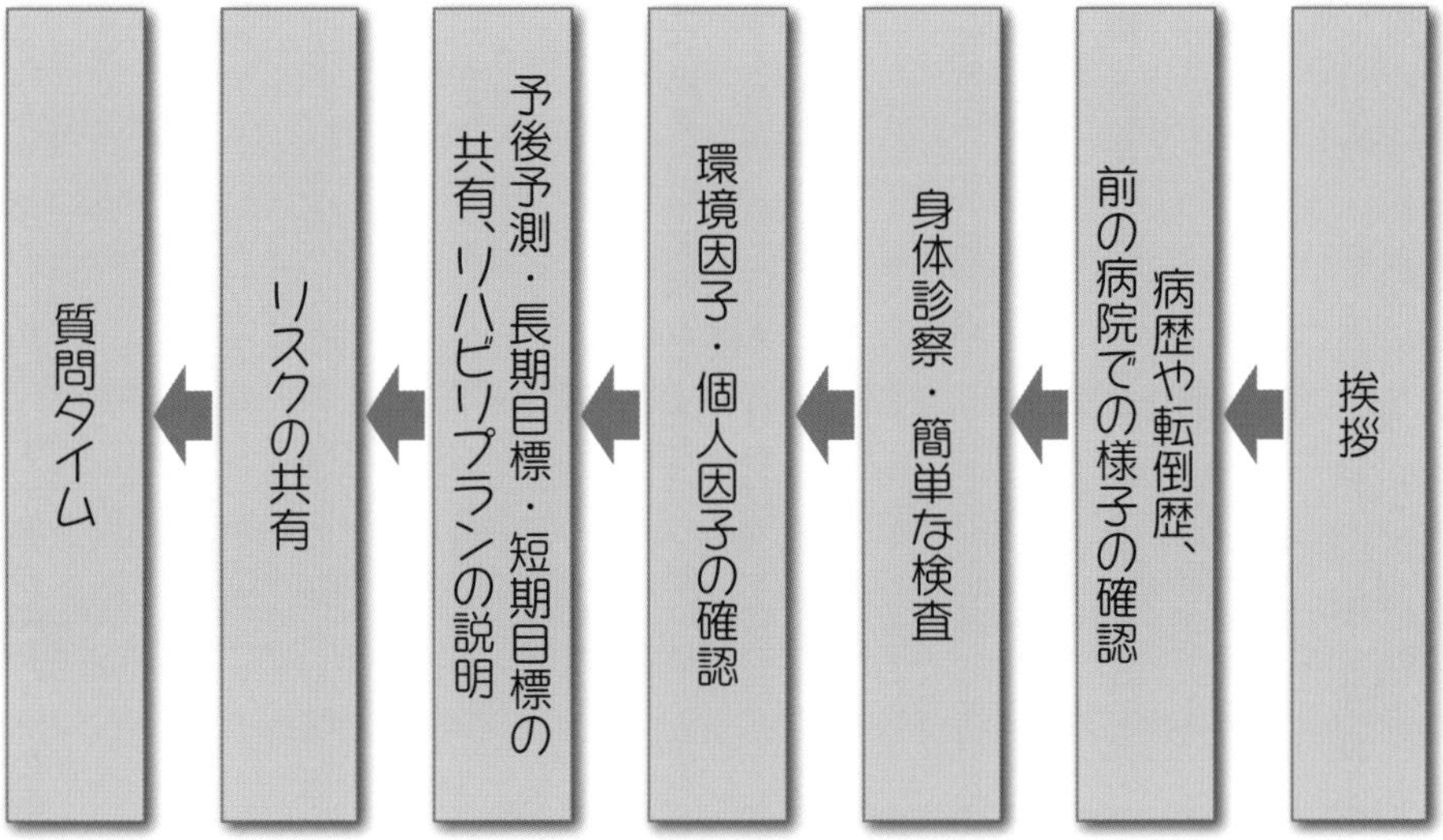

図9 回復期入院診察の流れの例

分どんな順番で何の話してたかまとめてみてくれる？　最初に私達3人で頭の**MRI**[71]**の画像を見て、出そうな症状のポイント**を教えた後から。

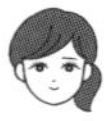

はい。患者さんをお部屋まで呼びに行って、一緒に車椅子で診察室まで来ました。その道中ちょっと長めにご挨拶をしました。どうやってここまで来たか、とか遠かったか、とかも聞きました。それから病歴を確認して、発症前の活動能力も聴取しました。前の病院で転んだことはないかも聞いていました。それから診察を始めたんですが……何をしているかわからないものがたくさんあったので、後で質問させてもらってもよろしいでしょうか？

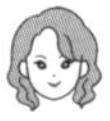

Bさん真面目だねー！　もちろんOKだよ。**身体診察は看護師もできたほうが**いいからね。最初にいっぱい聞いてたのは、その後で何を診察するのか、何を話さなければならないのか、を絞るため。身体診察はやろうと思ったら無限にできるけど私達の時間は有限だからね。それから？

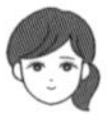

はい。診察の後はご自宅の環境について深くお話を聞きました。振り返ってみると、ここで先生は次の予後予測において自宅退院が可能か判断するために質問されていたんですね。

　その後で、その**予後予測**をご本人とご家族に共有しました。頭のはたらき[72]と、手、脚それぞれについての予後を分けてお話されたので、とてもわかりやすかったです。そして、**入院期間**と**長期目標**……退院先は自宅が見込めること、条件次第では**復職**できる可能性があることを話しました。そして1カ月後の中期目標を設定して、そのためにどんな職種がどんなリハビリを行うのかも説明しました。ご本人は装具を作って

71) 外からでは見えない体の中の様子を、磁力を使って画像化してくれるマシンです。脳であればどの部分が損傷しているかを確認しておくことで、出ている障害の予測がある程度つきます。ただし、「なんでこの画像でこんな症状が出るんだ！」ということは多々ありますので、画像と診察と生活の観察をしっかりと組み合わせて考える必要があります。

練習すれば歩けるようになるって聞いて、とても喜んでいらっしゃいました。

　その後、**リスク**についてお話して、**介護保険の申請**のお願いと、**自動車運転の再開**についての注意をして、最後に**退院後のフォロー**について共有しておしまいにしました。

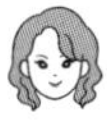

良い良い。よく集中してたね。そう、リハ科医はまずバチッと目標を言わないとね。リスクについて話したけど、転ぶ、骨折するはさっき第7章で話したからいいとして、てんかんとか再発とか、肩手症候群[73]とかはちょっと難しかったかしら？　まぁ単語がわからないのは後でググって頂戴な。

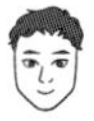

先生のお話はとてもわかりやすかったんですが、リハ科医になったらこれを自分で考えなければならないんですよね。診察だけじゃなくて、家族や生活の情報と、ひたすら情報の洪水で……先生はどうやってこんなにたくさんの情報を整理してるんですか？

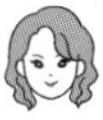

ふふふ、そうだよね。診察＋問診の結果、問題がいっぱいあるのはなんとなくわかると思うんだけど、とっかかりがわからないよね。リハビリ科のスタッフは少し内科とは違う情報の整理の仕方をしていて、「**ＩＣＦの生活機能モデル**」を使うことが多いの。Ａくん国家試験の時、習ったでしょ。Ｂさんも看護学部で習ってるはず。
　新人で慣れないうちはどんな問題があるのかをＩＣＦモデルに書き出していくの。図10みたいにやっていくと、一つ問題がわかればそれに付随して何を診察しなきゃいけないか、どういう

72) 脳卒中においては麻痺だけでなく、目に見えない障害 ― 言語や、考えたり、集中したりする力が落ちることがよくあります。えてして自宅で一人で安全に過ごせるかどうかにおいては身体能力以上に問題になることが多いです。
73) 小難しいので説明は割愛します。学生の皆さんは知らなくても大丈夫です。大事なのはこれらの起こりうる合併症をドクターが患者さん・ご家族に理解できるように噛み砕いてよく説明すること、コメディカルも理解しておくこと、です。

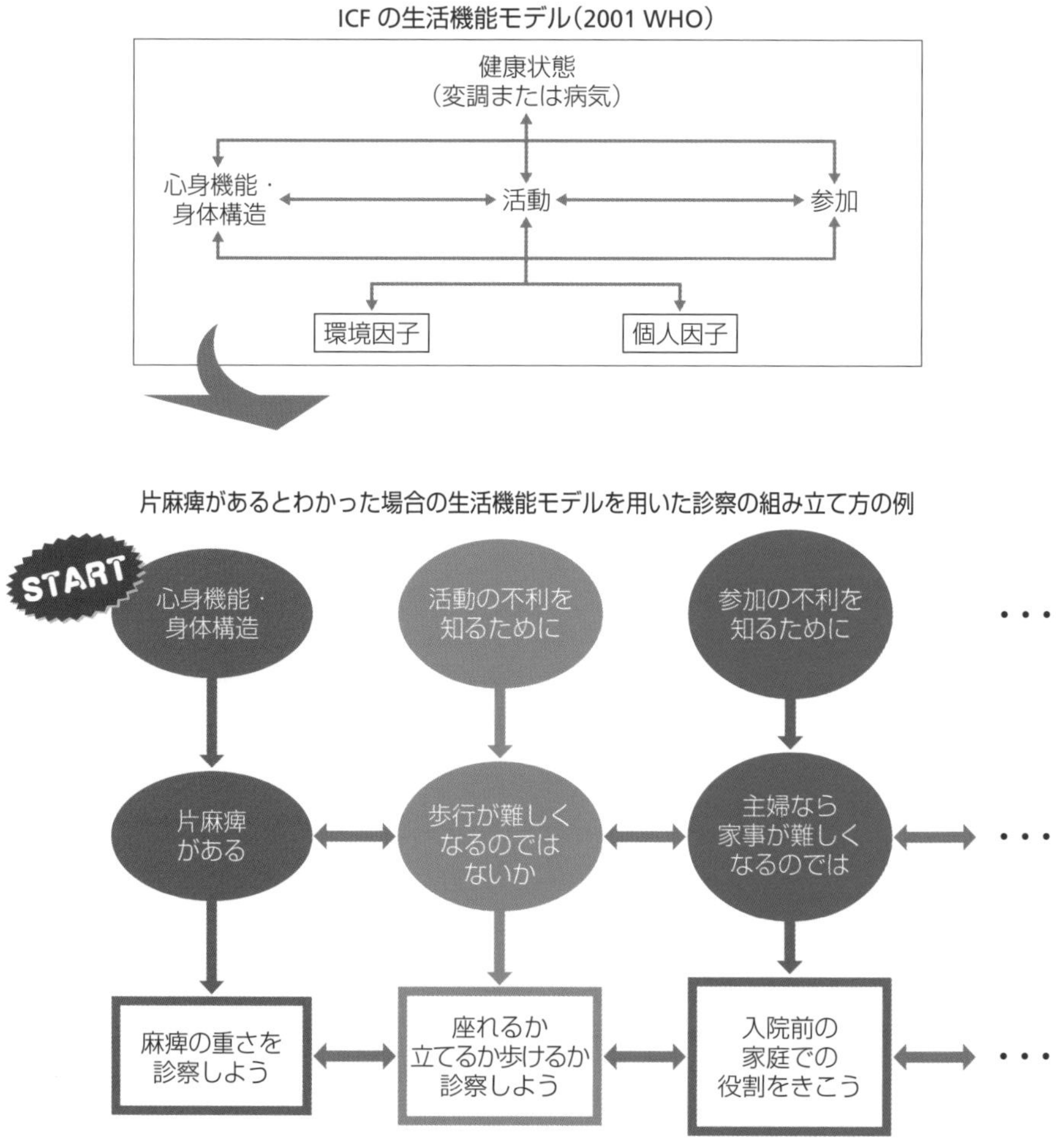

このようにして生活機能モデルの各因子を診察・問診の上、書き出していき、
O と A を出し尽くします。

図 10　リハビリ科臨床における情報の取り方、整理の仕方

情報を得なければいけないのかもある程度見えてくるから、これで情報が整理（Ａ）できる[74]。そしたら出てきた大量にある問題点から、それぞれじゃあ何をしなければならないか、を考えていく（Ａ→Ｐ）んだけど、慣れると頭の中だけでできるようになるわね。

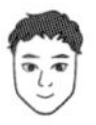

すごく難しい……というか、今まで習ってきた知識ではできないなーって思ったポイントは、その整理した問題点から目標とそれに向けた戦略＝リハビリプランを導き出す（Ａ→Ｐ）ところなんですけど……何をどうやったら良いのか全然わかりません。

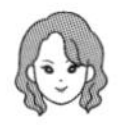

そうなんだよね。他の科からリハビリ科に転科してきた先生も最初はよく同じこと言ってるよ。「今までの知識が役に立たない……自信がなくなった」って。どうしてＡくんが戸惑うかっていうと、他の科だと「この病気のこのステージにはこの手術！ｏｒこの薬でこの量！」ってのがある程度決まってることが多いけど、リハビリ科は病気と治療の1対1対応がほとんど存在しないからなんだよね。問題点を出し尽くして整理するのはＩＣＦモデルで頑張った。じゃあそこから何をするのか、どういうリハビリ治療プランを描くのか、は何かのモデルがあってそれに従えば解答が出てくるっていう単純なものじゃない[75]から途方に暮れちゃう。患者さんの障害や置かれた環境も、それに対するリハビリも、超有機的でバリエーションしかないから、ワンパターンの治療に収束することはないわけ。

　第10章でも詳しく話すけど、自分たちが考え出したリハビリプランに正解はないの。状況から考えて一番良いだろうって思えるものを、選んで選んでたどり着くものだから、より良い選択

74) ICF は多用されますが、これは SOAP のうち Objective を整理し、過不足なく Assessment するためのものであって、Plan には役に立ちません。L 先生が言うように、A→P を考えるのはある程度経験がモノを言います。

75) リハビリ科の診察と情報の整理、そこからのプランの立て方はそれだけで 1 冊の教科書になりますので、本書では軽い紹介にとどめます。またの機会に詳説させてください。

肢が現れたら今までのものはさらっと撤回するなんてこともある。ただ、その選択肢の引き出しがあればあるほど最良のものを出せる確率は高まるから、リハビリ科において勉強も経験もとっても大事だね。知らない選択肢は出しようがないもの。ここがリハ科医の腕の見せ所の一つだわね。

最高のリハ医療にリハ科医は不可欠

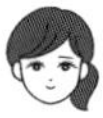

第8章の最後で、監督は戦略＝リハビリプランを立てる、と教わりましたが、もちろん戦略を練るのに予後予測は必要不可欠ですよね。ただ、凄く難しいと思うんです。予後予測なしでリハビリプランを立てるとどうなんでしょう？

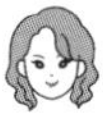

よくある行き当たりばったりのリハビリになるのよ。目標＝ゴール[76]を設定しないと、さっき話した戦略不在と同じ状況になって、みんな好きなことをやり始めるわけ。

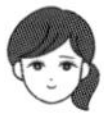

でも、療法士さんは予後予測をして目標を立てて……というところはできないのでしょうか？

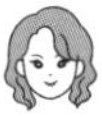

もちろん自分の職種に関する予後予測はやってるし、やらなきゃいけないことではあるんだよ。ただ、療法士の腕も経験年数もさまざまだから、リハ科医からすると「えっ」てなることもあるのよね。そしてゴール設定は一般的な各職種の領域についてそれぞれの職種が設定するだけじゃ

76) よくゴール設定といいますが、GOAL には「最終目標」みたいな響きがあって患者さんが勘違いしやすいです。あくまでもある一定期間内のゴールのことであり、本人がそれ以上良くならないということではありません。

だめで、その人全体としてのゴールを設定することが大事でしょ？　練習したら絶対に歩けるようになります！　って言うのは良いんだけど、新しく出現した認知症が重くて、歩けても自宅で一人で過ごすのは危険すぎます、って、その人全体をみて設定しないといけない。コメディカルが他の職種の領域の予後予測まで責任をもてる？

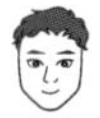

あ、Ｒ先生が言ってました。治療の責任者はドクターだと。患者さんの動作（質も量も）を指示した結果（良くても悪くても）に責任を負わなければいけないのはコメディカルではない、と。

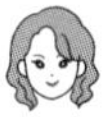

そのとおり。繰り返すと、結果を最大にするには目標を設定するべき。そして、手も脚も飲み込みも頭の働きも、全部含めた全体の目標設定をするには、活動も、検査データも、画像も、疾患特有の徴候も、合併症も、家屋の状況も、家族の介護力も、資産も、職業もすべて含めて評価して、予後予測を立てることが必要ってこと。

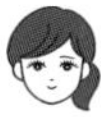

これをすべて勘案できる監督はドクターしかできないってことですね。

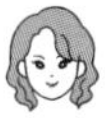

そう。監督はいわゆる病気に関すること＝「医学的問題」から説き起こして、「（生活も含めた）活動」の介入まで筋道立ててリスクとともに患者さんとご家族に説明して、チームに共有しないといけない。内科・外科のことも、ＰＴ・ＯＴ・ＳＴのことも看護師のことも、ソーシャルワーカーのことも薬剤師のことも栄養士のこともすべてひっくるめて考えて、現実的な目標を決めて、退院後の人生がどうなるかについて責任をもつのはドクターしかできないし、

リハ科医はこのスペシャリストなんだよ。このポイントで、**リハ科医がいない最高のリハ医療はない**、と私は思ってる。この責任ってすごく重くて、回復期で「あなたは一生車椅子です」って最初に言われたら患者さんは本当にその後の人生車椅子にされてしまうのよ。これって生き死にと同じくらい重いと思わない？よくわかってない人にほいほいできる仕事じゃないのよね。

回復期病院のリハ科医の実際

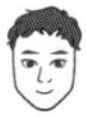

回復期で先生は主治医として働いていらっしゃいますが、疾患でいうと大体どの辺りまで診られる必要があるんでしょうか？いわゆるコモンな疾患だけであれば1年目でも患者さんの数を経験できるものなんでしょうか？

それな、数じゃないんだよ（笑）。**1～2年目のうちは数人の患者さんを上級医とじっくり診るのが良いと思うな**。疾患のバラエティに関していえば、そもそも回復期に来る患者さんはほぼ全員が急性期病院から転院してきた患者さんでしょ？大学病院から転院をお願いされることも多々あるし、そうするとあんまりコモンじゃない、一般的とは言い難いような病気（合併症）をもっている人も多かったりするわけ。彼らの管理がどこまでできればいいかってところは、回復期の保険算定に関わってくる話なの。

回復期病棟は患者さんが活動の障害を生じる原因となった病気によって、おおまかに一人一日

77) DPC＝診療群分類包括評価、通称「まるめ」です。まるめの中で利益を出さないと病院は潰れてしまうため、不要な薬は終了したり、安いジェネリック医薬品に積極的に変更したりなど、当たり前ですが各医師も努力しています。

あたりの国から貰える金額が決まってる[77]のよ。お薬代もその額の中から捻出しないといけないの。そうすると、特殊な病気で特殊な治療が必要な人の場合、たとえばがんの患者さんだと、抗がん剤は凄く高額だよね。大体計算してみて、使う薬や物品のコストが国から貰えるお金を超えちゃうような人だと回復期では診られないんだよ。

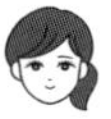

それって疾患によるものもあると思うんですが、患者さんが急変して急性期的な治療が必要になった時も同じなんじゃないでしょうか?

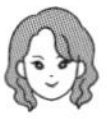

まさにそのとおり。ちょっとお医者さんっぽい話になるけど我慢してね。点滴のお薬を大量に投与しなきゃいけない時とか、それが数日で終わるのがわかっていれば良いけれども、急変して今後の容態がわからない時……回復期で多いのは誤嚥性肺炎っていって、飲み込みが悪くて起こる肺炎の時だけど、具合が悪いとどうしても座り立ちもできなかったりとかするんだよね。他にたとえば胆嚢炎[78]なんかも少なくないけど、病態によっては安静が必要になることもあるんだよ。

そうするとリハビリにならないから、急性期治療が必要になった患者さんの中には急性期病院に一度転院してもらった方が良い人もいるわけ。私も時々転院が必要になった患者さんの救急車に同乗していくんだけど、急性期の先生は快く受けてくれることがほとんどかな。**制度がそうなっている以上、役割分担**だからね。

あと、Aくんには肝に銘じておいて欲しいんだけど、患者さんの命がかかっているフェーズでは慣れないことはしないのが鉄則。**ドクターは自分ができることと、これ以上は私はできな**

78) 胆嚢は肝臓で作られた消化酵素を一時的に保存している場所ですが、よく中に胆石という石ができます。回復期では不思議とこの胆石が胆嚢の出口を塞いでしまって起こる胆嚢炎（胆嚢の中で細菌が繁殖して炎症を起こしてしまう）をよく見ます。

い・やらないってことの**線引きを常々考えておいた方がいいよ**。その線を超えそうだったら早め早めにコンサルトなり転院なり手が打てるからね。

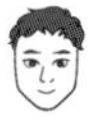

はい。肝に銘じます！　ちなみに先生は今主治医として何人くらい担当されてるんですか？

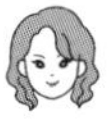

私？　大体20人ちょいかなぁ。まぁこのくらいが一人ひとりの患者さんをじっくり診られる限界だと思うよ。夏の閑散期だともう少し減るんだけどね。患者さんをちゃんと診ようと思うと嚥下の検査とか筋電図とかシストメトリーとかもしなきゃいけないし、とても時間が足りなくなってくるんだよね。**リハ科医は監督だけど、自らプレーする監督でもあるから忙しいよ**。

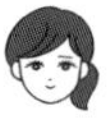

あと、先生は退院後の外来のお話をされていましたよね。どういう人が回復期のリハビリ科の外来に来るんでしょうか？　誰でもってわけにはいかないと思うんですが……。

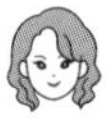

退院後に外来でフォローする人はね、正直退院のときに私が不安に思った患者さん。たとえば帰った後、転ぶか転ばないかギリギリだなーって思ったり、なんかこれから関節がこわばっていきそう79)だなーって思ったり、復職うまくいくかなーとか思ったりしたら外来に来てもらって経過をみるわね。

　でもね、**回復期で外来をやっているところは少ないの**。介護保険80)で地域のリハビリとか他のサービスにつなげておしまいなことが多いけど、これだとやっぱり患者さんが医学的に介入の必要な活動の問題が出てきた時に対応できないじゃない。さっき言った関節のこわばりだと、適

79) 脳卒中後によくみられる、痙縮という症状です。関節の周りの筋肉の緊張が徐々に上がってしまい、関節が動きにくくなります。

80) 介護保険事業所は基本的には65歳以上の人を対象に、活動の低下を予防するサービスを提供しています。健康保険で動いている病院とは完全に別組織だと考えてください。なので、病院のメンバーである医師は直接には関与せず、指示書類を書くだけのことがほとんどです。

切な対処法……ストレッチの方法や、装具を作ったり、筋肉の注射が必要になるタイミングまでわかる介護保険のスタッフはとても少ないの。ましてや復職レベルの話になってくると、本人の障害像に対する上司の理解が必須なのよね。そして理解してもらうための説明、つまり、病気から説き起こして、活動の障害が実生活にどう影響してくるか、周囲の人間はどうそれを理解すれば良いのか、今後どうなるのか、というストーリーテリングをして、**必要ならば説得するの**は……？

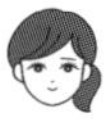

ドクターです。

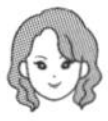

そう、さっきも言ったとおり、医者しかできないよね。こういう人たちを他所に投げて終わり、ではリハ科医のユートピアになり得ないんだよ。外来が必要かどうか、その頻度はどの程度であるべきかちゃんと判断する。**患者さんの人生をデザインするのがリハ科医の仕事**だからね。

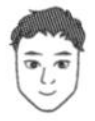

なるほど。だけど先生、外来の話を退院の前にいきなり言われるとみんな面食らってしまうのではないでしょうか？

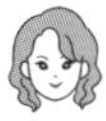

なんで最後でしか喋らない設定なんだよ（笑）。本人は見かけたらお話してるし、私がいる時にご家族が来てたら大体捕まえて、その時の活動の状況は説明しておく[81]よ。**遠方でなかなか来られない人でも入院中は月に一度くらいはお話させてほしい**から、入院のときにスケジューリングしてもらってるの。さっきの患者さんも次は来月の○日にみんなでまたお話しましょう、って最後

81) 入院中の回復の仕方に関する患者さん・ご家族と医療者側とのすれ違いは、結局コミュニケーション不足で起きるものがほとんどだと考えています。総指揮官である医師からのインフォメーションが少ないがためにコメディカルにしわ寄せが行くことは避けなければなりません。

に予定調整したでしょ。

保険・福祉制度に精通せよ

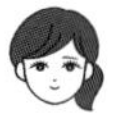

先生は退院した後の生活に使える公的制度のお話を最後にされてましたよね。全然知識がなくて……。ご家族が色々質問されてましたが、私も全く同じレベルでした。

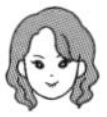

そうなんだよねー。そもそも学校で全然習わないっていうか医学部にはリハ科医以外で教えられる先生いないもんなぁ。リハ科医は患者さんの退院後の生活をデザインするのに使えるツールはすべて使うから、保険とか福祉制度は熟知してないとだめなのよ。初診で予後が大まかにわかった時に、この人の介護保険の等級はいくつになりそう、とか、何カ月後に障害者手帳を申請すれば何級になりそう、とか、私達はパッと思い浮かぶのね。そうするとその制度を利用すればこんなサービスが使えるっておおまかに共有できるわけ。

入院の時は**ご本人もご家族も、とにかく未来がどうなるのかわからなくて不安**なの。だから私がデザインした未来のことを理解してもらって、早め早めから準備を始められると安心してくれるのよ。たとえば退院した後、自宅に一人でお留守番をしてもらうのはとても難しそうな患者さんで、「24時間私がついてなきゃいけないのかしら」って途方に暮れてるご家族なんているのよ。Aくんだったら予後と退院後の生活についてどう説明する?

うっ。今の僕だと「リハビリしてみないとどこまで良くなるかはわかりません。介護保険のことはソーシャルワーカーさんに聞いてください」になってしまいそうです……。

まぁ他の科の先生だとそんな感じのI．C．[82]なことはよくあるんだけど……それじゃ不安ブーストしちゃうじゃない（笑）。「介護保険制度を利用すれば多分ご本人は要介護3にはなるので、デイケアとデイサービスを平日に併用することで日中はご家族が他のことをする余裕ができると思います。申請してから認定が下りるまで時間がかかるので、介護保険は今すぐに申請してください。市役所の福祉課に電話するとサラサラっと進んでいきます」って説明すればホッとしてくれるのよね。

先生はどこで制度の勉強をされたんですか？　正直学部で習う範囲だと全然足りないですよね。

基本はオンザジョブトレーニングだわね。制度は使わないとわからないし、書類は書かないとポイントを押さえて書けるようにならないから、先輩とかソーシャルワーカーに聞きながら覚えていく感じかな。

あと介護保険だけじゃなくて、障害者福祉に関するシステムもリハ科医は精通しておくべきね。精神も身体も、障害者手帳の申請書類を書くのはリハ科医の日常業務で、どういう人ならいつ申請できるのか、手帳で使えるシステムは何なのか、障害年金とは何か、よくよく知っておかないと退院後の患者さんの生活の構想がうまくできないのよ。

82) 昔はムンテラと言ってましたが、インフォームドコンセントのことです。

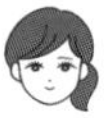

システムの話でいえば、先生は自動車の運転について時間を使って説明されてましたが、初めて知ることばかりでした。**脳卒中にかかると、ドクターが運転再開ＯＫを出すまでは免許証はただの身分証明書になってしまうんですね。**

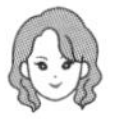

そうそう。医療者の中でも自動車運転ってあまり知られていないから怖いんだよ。頭の怪我とか脳卒中だと、目に見えない頭のはたらきが落ちていることが多いんだけど、ちゃんとそれ用のテストと運転再開の基準があるの。ここをなぁなぁにして安易にＯＫを出してしまうと、退院してから大事な家族をはねてしまうかもしれないじゃない。もし何かあっても保険会社が払ってくれるかどうかもわからない。この人は元の職場への復職には自動車の運転が必須だから、テストをクリアできなかった場合のことも踏まえて色んな可能性をお話しておかなければならなかったのよ。

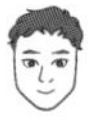

たとえば僕が内科医になったとして、多分脳卒中の人は診ますよね。運転再開の基準はもしやリハビリ科に行かなくても知っておかなきゃいけないですか?

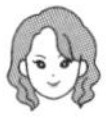

もちろん知っていればベストだけど、ちゃんとやろうと思ったら色んな検査をしないといけないから、それなりにリハスタッフの揃っている施設じゃないと中々難しいんだよね。だから他の科の先生は、自動車運転みたいに活動のことで後々問題になりそうなトピックを覚えておく、**わからなかったら放置せずにリハ科医・リハビリ科に紹介する**[83]、ってことを頭に入れておいて

83) 道路交通法が改正され、自動車運転に難のある患者さんが指示を守らず運転してしまいそうな時に、医師が任意で警察署に病状を勧告できる規定ができたので、大丈夫かな？　と思った患者さんは放置せずにリハビリ科にご紹介ください。

くれればいいかな。

回復期までで終わらない。生活期も

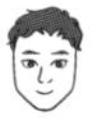

退院後に使いそうな介護保険のサービスで、わくリハのデイケアって先生言ってましたよね。わくリハのデイケアって何ですか?

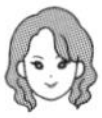

あ、そこからだよね……。デイケアってのは介護保険のサービスで、利用者さんに通ってきてもらってリハビリするの。いわゆる「通所リハ」ってやつなんだけど、デイケアのセンターにはドクターと療法士がいないといけないのよ。療法士は利用者さんのリハビリをするし、利用者さんは私の外来に時々来てもらって、リハプログラムの再検討をしてるの。ここまでは健康保険のリハビリと一緒だけど、大きく違うのは療法士とマンツーマンの時間が少ないことね。デイケアでは自主トレがメインになるんだわ。

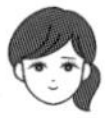

私の祖母も使ってます……。わくリハは回復期だけじゃなくて、デイケアの事業所も併設されてるんですね。

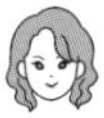

ここはリハ科医のユートピアを目指してるところだからね。外来のところで話したけど、回復期でリハビリしてそれで終わり、だとうちらは不安なのよ。患者さんが家に帰った後もちゃんとコンディションを保てるように活動していってほしいけど、なかなかリハ科医が満足できるような介

JCOPY 498-06730

護保険のリハビリ事業所がない[84]のが現実なんだよね……。

本人を誰かに預けることで介護者に自由な時間を作るためのサービスも、もちろんそれはそれで良いんだけど、預かってる間は座りっぱなしでテレビ見てるだけ、だったり、せっかく療法士が横についても肩もんでるだけだったり……なんてのは悲しいじゃない？ だからね、来てもらったらインターバルの時間以外は思いっきり動いてもらえるデイケアの事業所を最近敷地内に作ったのよ。あ、最初から建てられなかったのはね、ある程度わくリハの経営が軌道に乗るまで採算がとれるか不明の事業にトライする訳にはいかなかったから。

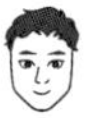
へぇー！ わくリハのデイケアはわくリハを退院した人しか利用できないんですか？

いやいや、せっかく私達リハ科医がいるし、このスキルで地域に貢献したいからね。頑張って良いものを作ったんだから、病院の送迎範囲内の人なら使えるようになってるよ。

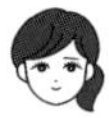
でも先生、デイケアは自主トレ主体なんですよね？ 自主トレできないくらい障害が重い人の場合はどうしてるんでしょうか？

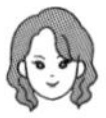
ふふふ、そこら辺もぬかりないわよ。やっぱりリハ科医は全部やりたくなっちゃうんだよね。来られないくらいの重い障害の人には来てもらうリハビリじゃなくて、療法士がおうちに行ってやるリハビリ、いわゆる訪問リハビリも提供してるの。こういう人はリハビリだけじゃなくておうちでの看護も必要になることも多いから、訪問リハビリも訪問看護も全部ひっくるめた介護保険

84) 回復期退院後の方のように障害を残した人たちはそもそも画一的なプログラムができないことが多いですが、彼らに最適な個別のプログラムを考案し提供できる施設は残念ながら非常に少数な印象です。

の事業所にしたってわけ。時々うちらリハ科医も訪問で診察に行ってるよ。

R先生が言ってました！ リハ科医は退院後の生活まで見ていたくなっちゃうって。

そうだね。私は学生の頃はあんまりヒューマニズム系じゃないのかなーって思ってたけど、リハ科医になってみたら意外とヒューマニズム系だったわね。環境が人を作るのかしらね。

先生、まだ腹六分くらいなのでカレーも食べていいですか？

A先生まだ食べられるんですか!?

1時からカンファだからもう行くよ！ 人間お腹いっぱいになると眠くなるし。

ぐおぉぉぉ……。

10

特徴6

リハ医学は一〇〇人いれば一〇〇通り

本章のポイント

- 活動の状態が全く同じ人はいないので、リハビリのメニューも一人ひとり異なってくる。
- 仮にメニューが同じでも、それぞれの練習に配分される時間は個々人で変わる。
- つまりリハビリの練習内容を詳細に規定したガイドラインは存在し得ない。
- 同じ患者さんでも戦略立案者によってリハビリの練習内容は変化しうる。
- 最良の戦略を練るには、論理的な思考と、より良い戦略が出てくる環境づくりが肝心。
- 戦略にバリエーションを期すにはチーム内の議論を活性化するのが一つの近道である。

正解がない学問、リハビリテーション医学

いやー、長くなっちゃったね。わけわかんなかった？

こんなに患者さんのADLのことを議論し合ってるカンファレンスは初めてでした！ 全然眠くならなかったです！

チーム医療の項でも話したけど、**選手には監督と一緒に役割と戦略を議論してほしいし、選手同士でも積極的に議論してほしいんだよね。**なんでかって言うと、**リハ医学は正解がないから**さ。Aくん、テニスめちゃめちゃ上手いよね？ テニスでバイトしたことある？

はい。2年くらいマンツーマンのコーチをやってました。色んな人教えてました。

よしよし。彼らの練習メニューの内訳はどんなだった？

え。一人ひとり違うんでなんとも……。テニス始めたばかりのおばちゃんも、国体に出たい高校生もいましたから。おばちゃんはまずラケットの持ち方と振り方を教えてましたし、その高校生はケースストロークっていって、実際の戦術中の動き方とストロークの精度を上げる練習をいっぱいしていました。

そうだね。初心者おばちゃんにそのケースストロークはやっても意味ないし、そもそもできない。逆に国体レベルの高校生にラケットの持ち方と振り方を教えても時間の無駄よね。つまり、**一人ひとりのレベルと苦手ポイントによって練習のメニューの構成は当然変わってくる**わけ。リハビリでも全く同じで、一人として同じ患者さんはいないでしょ。現在の機能障害・能力低下の他にも病前の身体能力、住環境、職業、家族、交友関係、それら諸々のパラメータが完全に同じ人なんて存在しないよね。すると、必要な練習ってもちろ

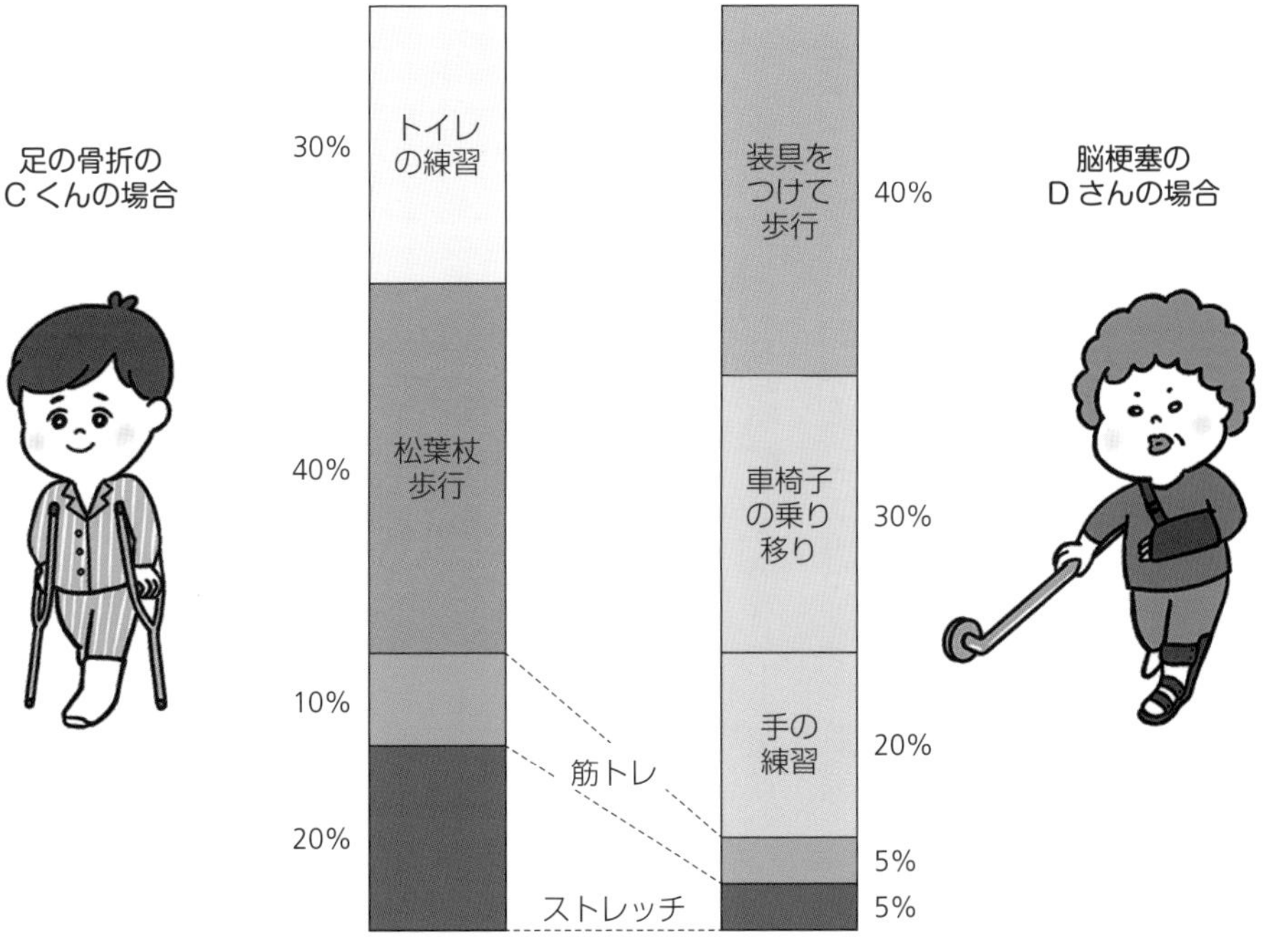

図11 練習メニューは一人ひとりちがう

ん人によって違うじゃない。そうすると、練習メニューの構成は無限通り存在するし、ある人とある人ではまったく違うものになる、と。それじゃ、その国体の高校生は練習時間の内訳はどんなのだった?

えー、準備運動はしてきてもらって、ショートストローク5分、ボレー5分、ロングストローク10分、ケースストローク40分、サーブ10分、僕との試合20分でトータル90分、って感じです。

難しいな(笑)。でもそれ、試合を10分削って、他の練習に時間を振り分けたらどう? もっと彼は上手くなったりしなかったかな?

わかんないですね……。ただ、これが唯一の最適な練習メニューではないと思います。

そう、メニューの構成だけじゃなくて、練習メニューの時間配分を調整しても練習のバリエーションは無限に作れるよね。でも正解はわからない。わかってたらコーチとか監督なんていらないもの。リハビリも全く一緒で、患者さんは一人ひとり全く違うから、そもそも練習メニューに何を組み込むかも、それらを何分ずつやるかっていうことも違ってくる。つまり、リハビリの練習は無限×無限=超無限にバリエーションが出てくるけど、その中から唯一最高な練習構成と時間配分の正解を選択することはできないわけ。そんなエビデンスなんてないから。

この正解がないってところがリハ医学が凄くユニークなところの一つなのよね。たとえば肺炎だったら、内科の先生は診察して、検査をして、得られた色んな情報から**収束**させて、○○肺炎っていう一つの「疾患名」を**導き出す**。そこからの治療法はガイドライン[85]があって、この肺炎だったら細菌はほぼこの種類だから、この抗菌薬をこれだけの期間使いなさい、って書いてあるじゃん。**疾患と治療は1対1対応**することが多くて、そのバリエーションはあまりないよね。

　これに対してリハビリでは、診察含めて色んな情報……問題をとってくるじゃない? その後、それぞれの問題について何をしなければならないか、を**発散**させて考えていくわけ。でも今話し

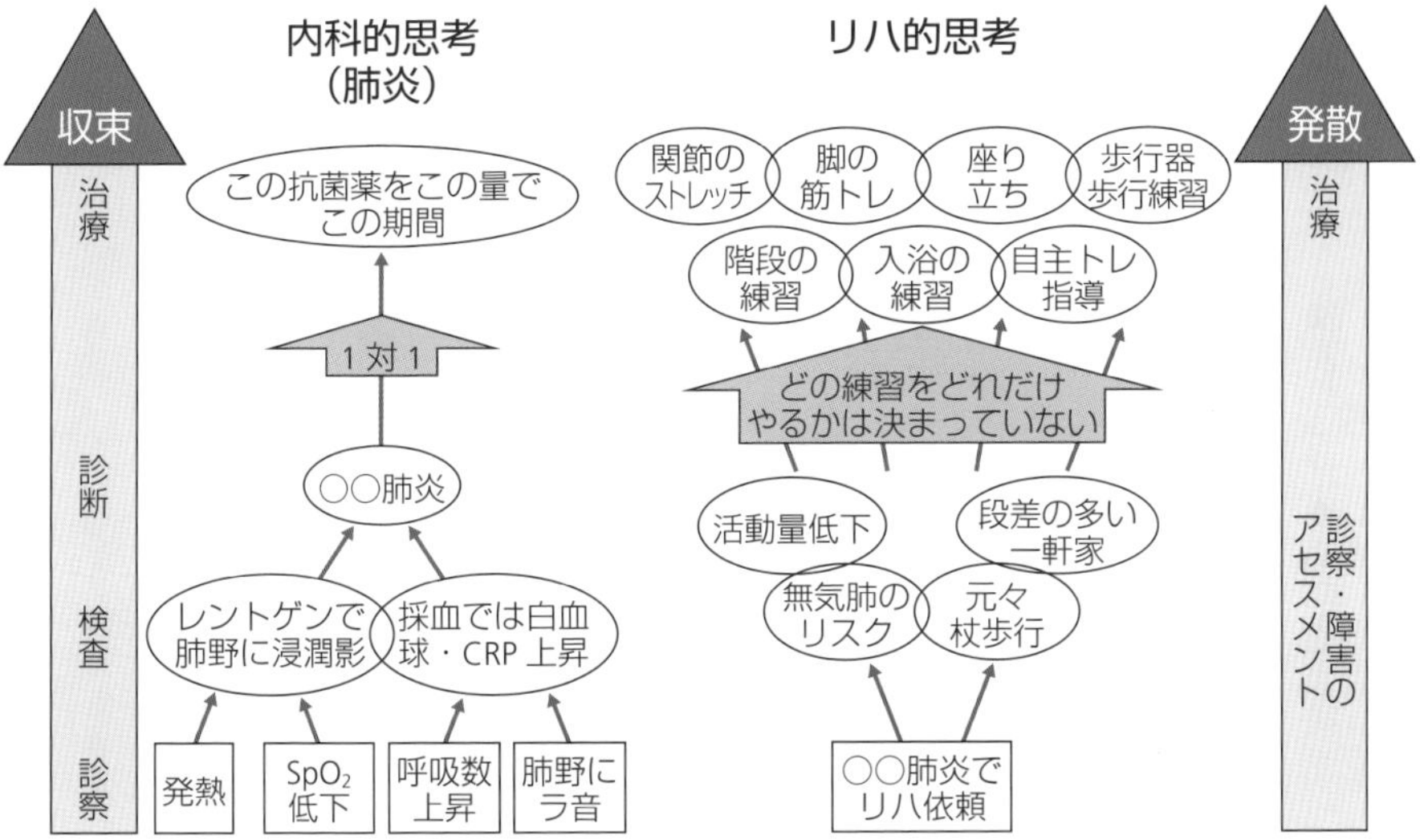

図12　1対1とはならないリハビリの治療

※わかりやすくするために肺炎を例に出しましたが、内科でも診断と治療が1対1に対応しないものは多くあります。しかし、それでも治療手段が限られていることが多く、発散はしないというところがポイントです。

85) さまざまな病気にはガイドラインといって、各医師間で治療内容が異ならないように、誰が診ても最大の治療効果を発揮できるように、「オススメの治療のまとめ」がその病気を扱う学会などから発表されています。

たように練習プログラムに関しては具体的なガイドラインが全然ないのよ。どんな戦略でどんなプログラムにするかは正解が与えられてないから、一人ひとりの患者さんに合わせて自分たちで戦略を考えないといけない。みんなはこの病気にはこの薬やこの手術、って、バチッと対応するクリアなものを習ってきたと思うけど、リハビリは逆で、とても有機的なの。他の科の先生が難しいって感じたり、とっつきにくいって直感的に思うポイントの一つかもね。

正解に近い戦略を導き出すには

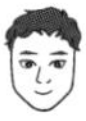
練習メニューの組み方、つまり戦略については、監督たるリハ科医でも正解がわからない、ってことですか？

うん、100％の正解は出すことができない。確実に勝てる戦略があるんだったらサッカーの監督は全勝してるはずでしょ。でも正解はないっていっても、戦略とそれに対応した最適な練習プログラムを正解に近づけるように導き出すことはできるのよ。Bさん、バスケ部の練習の時、一番長く時間をとってたのは何練だった？

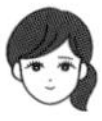
レギュラーだと全体練習の時は試合練習でした。

なんで試合練習の時間を長くとってたの？ シュート練習じゃだめなの？

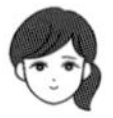

試合に勝たなければいけないからです。シュートがうまくなりたければそればっかりやってればいいですけど、試合で勝つにはいくらシュートがうまくてもだめで、味方と相手の動きの判断と、難しい球の処理だったり……

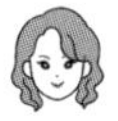

わかったわかった（笑）。つまり、試合に勝つには正確なシュートを打てる、だけでなくて、総合的な能力が求められるってことね。その総合的な能力を鍛えるには試合練習をする必要がある。だから試合練習は総練習時間のうち、半分近くを割く、と。そう、こんな風に、思考様式は純然たる科学で、ある練習メニューを選ぶ、どのくらいの時間配分にする、っていうのには確固たる理由があるべき[86]なのよ。診察結果がこうで、導き出した目標がこれだから、それに向かってこの能力とこの能力を上げる練習をする必要があるって、思考を厳格に論理的に進めて、その結果として戦略が決まらないといけないの。

逆に言うと非論理的なプランは確実に効果が薄い、ってこと。考えないで無難なことだけをしていてもある程度の正解にはなるけど、それじゃリハ科医の仕事とはいえないわね。

それじゃBさん、論理的に考えて戦略を考え出していく時に、その論理の根拠をどこに求めるかな？

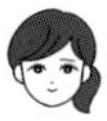

エビデンスなので、まず先人の知恵をあたります。文献を調べてみます。

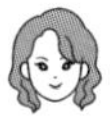

そうね。まずは勉強してみるよね。ただ、リハビリのこういうジェネラルなトピックについて良

86) 臨床での実例を出すと小難しくなるので、スポーツの例にしました。が、実例をもっと知りたい人はお近くのリハ科医にブリブリ聞いて下さい。

書ってものはなかなかないんだよ。文献があまり役に立たなかったら?

自分ではどうしようもないので経験のある先輩に聞いてみます……。

うん、人にあたるってのが順当よね。優秀で経験のある監督だと、ある程度正解に近いだろう戦略は一人でも考え出せるようになるんだけど、監督一人で考えていても自分の枠から出られないことは監督自身が一番よくわかってるんだよ。もっと良い戦略を他人がもっていないか、監督は常に探してるわけ。つまり、正解に近い戦略を導き出すには、論理的な議論を喚起して、各部門から知恵を出し合ってもらって、自分の戦略プランより良いものがないかを探していくしかないのよ。私がカンファでプレゼンしてたのは最初と最後だけで、あとは議論が止まった時に促すくらいだったでしょ。これはみんなに考えてもらって、アツい議論を巻き起こすためなのよ。とにかくチームで議論する！　議論あるのみ！

あの……それでは監督やチームによって、同じ患者さんでもリハビリプランが違ってくるのではないでしょうか。

そのとおり。リハビリにも学派があるから、学派内ではある程度同じにはなると思うけど、それでもディテールは全然違ってくるかな。監督1人に対して患者さんが100人いてもリハビリプランは100通りになるし、監督が100人いて1人の患者さんのプランを考えても100通りになるってこと。

チーム内議論が進むような文化を醸成せよ

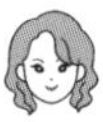

さて、もともと「選手には監督と一緒に役割（方針）を議論してほしいし、選手同士でも積極的に議論してほしい」って話だったけど、どうしてかはわかってきたわね？

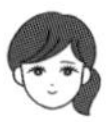

リハ医学は正解がない学問なので、議論してチームで戦略を出し合い、良さそうな戦略を採用していく[87)]のが、与えられた手札の中で作成できるおそらく最良の方針だからです。

そうそう。そしたら議論がさかんであればあるほど良い戦略が出てくる確率が高いじゃない？　**より良い戦略が他人から出てきやすい環境を作りたいのであれば、色々なところでディスカッションが起こるようにすればいいわけ。**たとえばだけど、さっきカンファで私はあまり喋らなかったじゃない？　実は昔はほとんど私一人で喋ってたのよね。これがドツボでさ、私が私の思う正解を喋ってしまうと、他の職種がそれが正解だと思ってしまって、自分で考えなくなっちゃった＝議論をしなくなったのよ。だからカンファでは私は基本的には議論のポイントを絞るファシリテーターに徹して、みんなに考えて喋ってもらうようにしたんだ。

私はそれなりに私の考えるリハビリプラン＝戦略に自信はあるんだけど、完璧なんて思ったことは一度もないのね。だから、あらゆるコメディカルも先輩の医者も動員して、賛成にしろ反対

87）リハ科医含めたベテラン達が悩んでいた問題に、1年目のコメディカルからでも「あっ」というような意見が出てくることがあるので、若手も臆せず発言できる環境を作ることは重要です。

にしろ論理的で鋭い意見を出してくれるように環境を作っていきたいのよ。良い監督は色んな人を巻き込むのが上手なのよね。

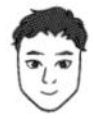

友達の社長が同じようなことを言ってました。自分の決めた方針が正しいかとても不安になるから、対立意見を出してくれる役員はとても貴重だって。

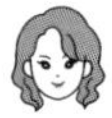

あー、わかる。ただ、社長とリハ科医＝監督が一番違うのはね、社長は偉いじゃん？ でもリハ科医はチームの中で偉いわけではない[88]んだよ。サッカーでもスタープレイヤーと監督と、どちらが偉いとかないでしょ？ 役割が違うだけで、臆せず意見を言い合えるのが重要なのよ。

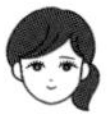

さっきのカンファを見てて思ったんですけど、もちろん先生が適宜話を振っていたからっていうのはあると思うんですが、皆さんしっかり自分の意見を述べていました。どうしても口下手な人もいるとは思うんですけど、どうしたらしっかりとお話を引き出せるようになるんでしょうか？

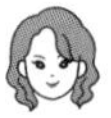

日本人の悪い癖でね、議論と口喧嘩を混同しちゃう人が多いんだよ。議論の必要がないところでは以心伝心、喋らなくても伝わるのは凄く美しい文化だし、私も日本に生まれてありがたいなーってよく思うんだ。でもね、いざ患者さんのために科学を実行するとなると、感情を脇に置いて、厳密にロジカルに議論を進めないといけないの。患者さんの人生がかかってるんだから、人の意見が間違ってると思ったらそれは指摘しないといけないし、自分の意見に不備があったら指摘を受けないといけない。ここにみんな慣れてないんだな。

---

88) 社長は人事権をもっていますが、リハ科医はもっておらず、監督は与えられたパイで勝負するしかない、という意味です。

まずは指摘されても悪感情をもたないこと、そして指摘して悪感情をもたれるのではないかっていう猜疑心を捨てること。この当たり前の科学的アプローチをみんなで共有して訓練することね。そうするとまず人の話をじっくり聞こうっていう姿勢がだんだんついてきて、慣れてくると口下手な人でも自分の意見を言ってくれるようになるのよ。こういう**文化を醸成する**と、とっても働きやすい職場になるよ。

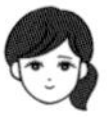

チームの中でどうしても意見が合わない、ってことはないんですか?

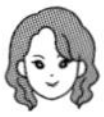

チームで練った複数のプランのどれが最も効果的なのか判断がつかないことはままあるんだけど、そのうちのどのプランで行くのかをみんなに納得させるのは監督の仕事だね。ここは人の感情も入ってくるところだから難しいけど、監督一人で決めてしまうのではなくて、みんなで考えるっていうプロセスを経るのが大事かな。あとその議論を論理的に進めることね。順番的にはこのプランからやるのが良くて、効果があんまりなかったらそっちに切り替えよう、とかの見通しも一緒に話しておくとスムーズ[89)]だわね。

89) ただし、どうしても意見が食い違った場合は、最終的にコメディカルは医師の指示に従う必要があります。リハ処方・病棟指示含め、本当は医師の指示以外の医療行為をしてはならないからです。この点で両者に少し立場の差のようなものはあるかもしれません。

11

リハスタッフになりたい人へ

本章のポイント

- 経験年数ではなく、仕事との向き合い方がリスペクトを呼ぶ。
- 患者さんの人生はチーム全員でデザインする。
- ゆえに、全てのチームメイトは常に監督の視点に立ってプレーすることが必要。
- チーム全体でプロ意識を持ち、一流の仕事をするように心がけるべし。

優れたリハスタッフの資質

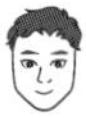

あの、先生は院内の中堅でも若めだと思うのですが……。

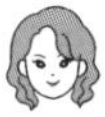

首出しな。刀の錆にしてくれるわ。

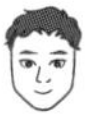

いえっ！ 先生はお若くあらせられますが、年上のコメディカルは先生の言うことをすんなり聞いてくれるものなんでしょうか？

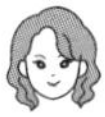

ふふ、研修医は扱いひどい[90]もんね。心配だよな。私もまだリハ科医になる前、初期研修医の頃はなめられまくってたけど、リハビリ科に入ってからは全然そんなことなかったと思うよ。なめられる人ってどういう人だと思う？

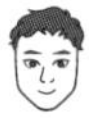

人としてクソ野郎な奴です！

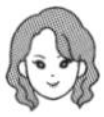

あはは、性格悪いってのは嫌われる要因ではあるけど、なめられるのとは少しベクトルが別方向かな。リハビリ科に関わるスタッフ、ドクターもコメディカルも誰にもいえることだけど、年齢とかそんなに関係なくて、病棟で自分の意見が尊重されるようにするには、最低4つあると思う

---

90) 初期研修医には決定権がないため、筆者の体験では病棟からは基本は雑用係として扱われていました。あらゆる職種同士がリスペクトし合うのがチーム医療の基本なので、今は改善されていると願っています。

のよね。

まず、**①論理的な思考ができること**、次に**②リハ医学全体、つまり、他の職種の仕事に興味をもつこと**。そして**③自分に理解不十分な部分があることを認識できること**。最後に**④理解不十分なところがあったらそれを埋める努力をすること**。①は凄い簡単よね。1＋1＝2が通じなかったらお話してもしょうがないってなっちゃう。科学ができなければ医療はできないわよね。②だけど……Bさん、もし看護師が他の職種の仕事に興味がなかったらどうなるかな。

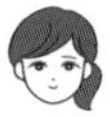

他職の仕事内容を深く知らないと、さっきみたいなカンファができません……。薬剤師さんに実際のお薬の飲み方はどうだった、とか、お食事に混ぜても食べきれなかった、なんてお話できませんし、伝い歩きの評価をするのにOTさんとお部屋の家具と置型手すりのセッティングを一緒に考えるなんてこともそもそも発想からなくなってしまうと思います。

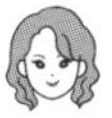

そうよね。他職に興味のない栄養士だったら嚥下造影の検査に来ないどころか昼ごはんすら見に来なくなっちゃうよね。優秀なリハスタッフっていうのは少なくとも他職に興味をもって、他職に積極的に関わることができる人。もちろんこれはドクターにも当てはまるよね。リハビリに興味なくてリハビリも見に来ない、ADLに興味なくて病棟で活動の評価に関わらない、なんてドクターだったらそりゃなめられるよ。**自分の職種の中でお山の大将化しちゃって、他職から「こいつに何を話してもしょうがない」って思われたらお終いだわね。**

さて、③自分に理解不十分な部分があることを認識できること、だけど、Aくん、もし認識できなかったらどうなっちゃうと思う?

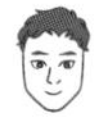

人の話を聞かない人間になります。自分の考えていることが正しい、になってしまうと思います。

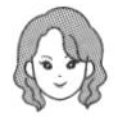

散々話してきたからもうわかってきたと思うけど、これなんでだめかっていうと、リハ医学は正解が一つではない学問なので、理解不十分なままで人のプランを聞かずに自分の方法に凝り固まってしまうと、それがベストに一番近いプランになる確率は非常に低くなるから、だよね。同職種内[91]で議論して出してきたプランに不思議なところがあって、カンファで突っ込んでも「私達はこうだと思うのでこれでやるんです!」ってのが時々起こるんだけど……これじゃ科学じゃないよね。ドクターだって同じで、選手の言うことに耳を傾けない[92]監督なんて最悪でしょ。ただ誰しもそうだけど、他のスタッフが出してくれたプランに対してただ否定するのではなくて、その過程で論理的なディスカッションを省略しない、そして感情を排する、ってことが重要ね。それじゃ最後に④理解不十分なところがあったらそれを埋める努力をすること、だけど、これしなかったらどうなるかしら?

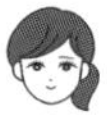

勉強しない人なので、知識がないからそもそも誰とも話にならないと思います。

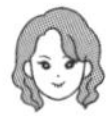

もちろん自分の職種の領域に関して知識が足りなくても意見は尊重されないわね。ただ、知識ということではなくても、他の職種の役割領域に対して理解不十分なところも埋めようとしてほしいのよ。言い換えると、常に成長を求めているのが優れたスタッフ。

91) 特に同職種内の仲の良い先輩後輩同士で相談して練ったプランは、修正したくないバイアスがかかりやすい傾向にあります。どの職種でもバイアスを廃し、虚心坦懐に活動を見つめる姿勢が求められます。

92) 教科書にはリハ科医は各職種の言うことをよく聞くこと、と書いてあるものがありますが、これはみんなの言うことすべてにイエスマンになるということではなく、意見にしっかり耳を傾けることです。イエスマンドクターは自分がない、ただの面白くない医者です。

療法士に限らず、優秀なコメディカルは経験を積んでくると自分の領域の戦略をそれなりにちゃんと立てられるようになるって話したけど、これは監督と一緒で、これで100%、というプランが存在しないのはわかっているんだよね。それを一緒に考えてくれる人が必要なんだけど、同職の先輩だけじゃなくて、他の職種にも考えてくれる人がいるとベターなのよ。薬剤師が悩んでいたら看護師が一緒に考えてくれたり、看護師が悩んでいたら療法士が一緒に考えてくれたり……。とりわけ選手が悩んでいるのに監督が一緒に悩まなかったら「ドクターいらないじゃん」になってしまうんだよ。ドクターの悩みはコメディカル達が一緒に悩んでくれるのに、逆はやらないなんて信用を失うでしょ。

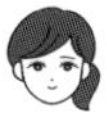

たしかに目線を同じにして一緒に悩んでくれる人にはどんな年齢や職種であれ敬意をはらうと思います。

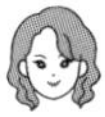

今でもそうだけど、コメディカルが疑問に思ったことに同職の先輩や私が答えられない、なんてよくあるんだわ。リハビリの世界はわかってないことの方が全然多い……っていうかほぼほぼわかってないんだもん。それでも、そういうことを今までに考えた人がいて研究されたことがあるのか＝論文や教科書があるのか、一緒に調べて勉強するのがとっても大事。**なければ自分たちで研究すればいいしね。**

リハ看護師（リハナース）になりたい人へ

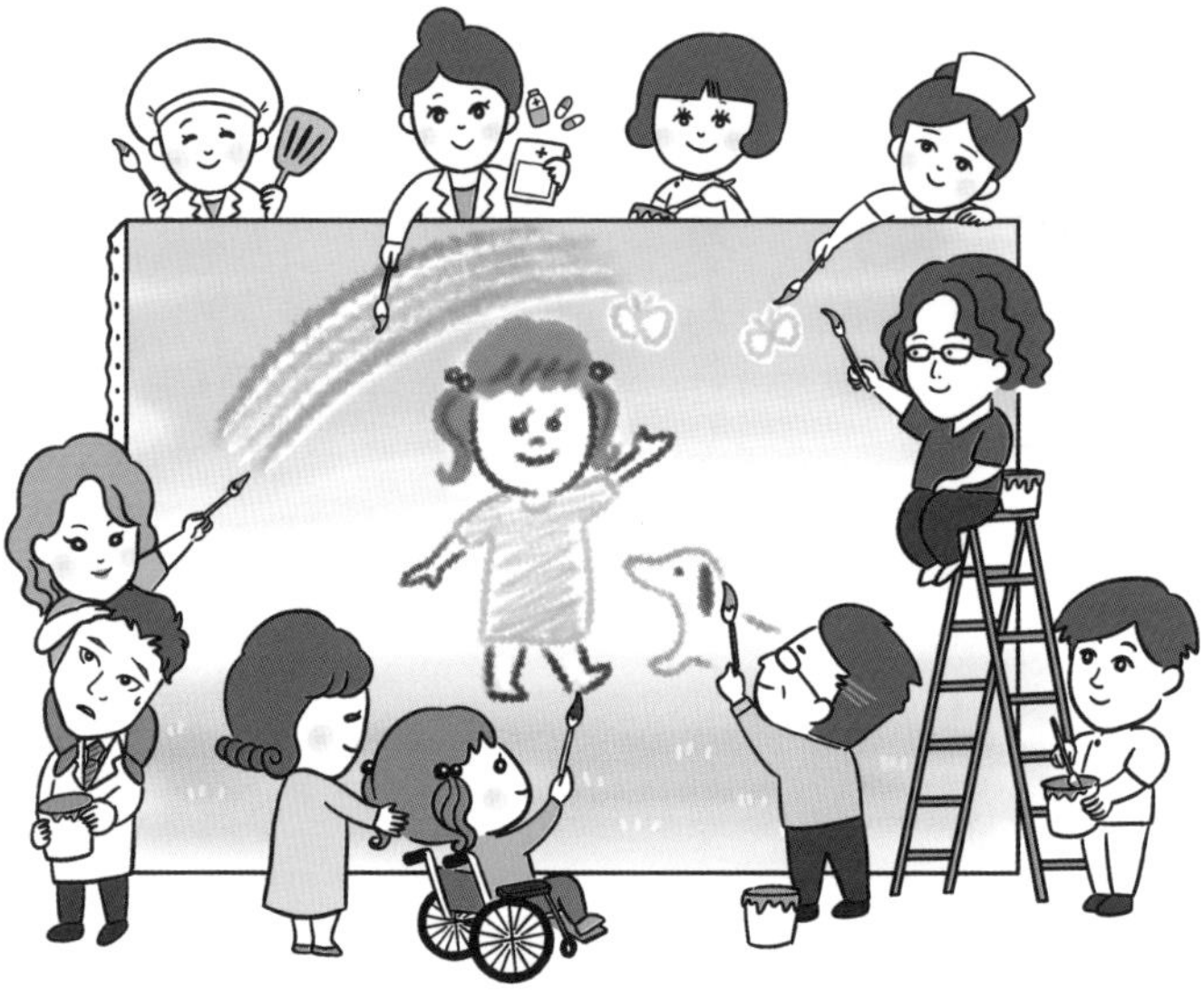

図13　リハチームみんなで人生をデザインする

せっかくBさん来てくれてるから、リハナースの話もしようか。

ぜひ！　リハ看護のどんなところが魅力なのか実際に聞きたいです。

よし、通りすがりの看護師を捕まえよう……。

ねぇねぇMさん！

この人うちの病棟看護師のMさん。お昼のカンファで会ったよね。今リハビリ科の魅力を説いてるところなのよ。Bさんは看護学生だから、リハ看護の良いところ悪いところ軽く話してもらっていい？　忙しいとこゴメンね。

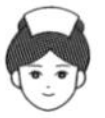

いえいえ。そうですね。リハ看護は多職種と交わりながら、しているＡＤＬを評価、改善し、患者さんの自信につなげて、これからの人生をデザインするもの[93)]だと思うんです。患者さんもご家族も一人ひとり全然違うから、決まったやり方がなくて悩むことも多いんですけど、そのぶん担当看護師の個性が出るし、患者さんに誰よりも深く関われるし、とっても楽しいですよ。悩んでも相談できる人が多くて助かってます。

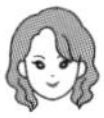

良いこと言った！　プランは監督だけで練ってるんじゃないからね。みんなで患者さんをみて、みんなで人生をデザインしているんだよ。

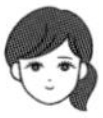

Ｍさんはどうしてリハナースになろうと思ったんですか？

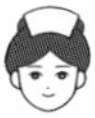

実はね、学生の時は私は全然リハビリ看護なんて知らなかったんですよ。いわゆるリハビリ病院は療法士中心に回っていて、看護師はその補助みたいな感じで介助ばっかりしてるんだろうなって思ってました（笑）。でもね、私が参加した合同病院説明会にわくリハのリハ科医が来てて……わくリハのプレゼンの番になったら、「リハ看護こそがリハビリだ！」「できるＡＤＬは、しているＡＤＬに落とし込めなければ意味はない！」って猛烈に話し出したの（笑）。でもそれが凄く心に響いたんですね。もともと私は急性期で実習してたんですけど、患者さんにもっとじっくり関われたらなーって思っていたので、これだっ！　て決めちゃいました。

93) 筆者の知り合いのリハナースＭさんの意見ですが、非常に的を得ていると思います。Ｍさんの発言は部分的にほぼほぼそのまま使わせて頂いております。Ｍさんありがとう。

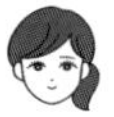

わぁ……。Ｍさん、リハ看護を勉強するならどこが良いと思いますか？

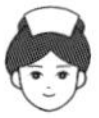

たとえば採血・点滴をはじめとした手技とか、患者さんの病状の変化の察知とか、こういうのはどこでも教えてくれる人がいるし、教科書にも書いてあるじゃないですか。でもリハ看護をちゃんと学ぼうと思ったらリハビリ病院……回復期でしか学べないと思うんです。ＡＤＬの介入だけじゃなくて、患者さんの役割と心理の変化にまで対応するのは回復期ならではだし、とっても勉強になると思いますよ。しかもリハ看護は看護師に絶対必要なスキルだから、将来どこで働くにしても回復期でリハ看護スキルを磨いておくのはオススメですね。あー、あと私はちゃんとしたリハ科医がいる回復期で勉強できて良かったって思ってます。**何をやるかも大事ですけど、誰とやるかもすごく大事**なんで。

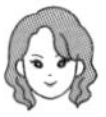

うふふ。あとどうだろ？ 悪いところは？ 不満なところある？

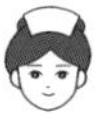

えーと、あとリハナースの悪いところかぁ。あんまりないですね。回復期は基本お年寄りが多いからあんまり子供とかはみられないですけど、子供がみたかったらそもそも小児に行けば良いですもんね。んー、チームメイトと折り合いがつかないとストレス溜まりますけど、それはどこの病院行っても一緒ですし……。しいて言うならＡＤＬに結構強くなるんですけど、データ系のところがちょっと弱いかなぁ。でもＬ先生が来て「採血・採尿・Ｘ線、医者に丸投げしないでちゃんと自分でみて考えてから報告する諸法度」を出してから、こっちもかなり強くなりましたから

ね。

L先生はどんな先生ですか？　弱点とかありますか？

ヲイ。

A先生面白いですね。L先生は……躾に厳しいお母さんって感じですね。言うことはビシビシ言うし、単純な質問をしても「あなたはどう思うの？」「まず自分で調べたら？」って、自分の意見を言うまで答えてくれないんですけど、その裏の愛が深いんです。看護師と療法士が画像とか検査結果の見方がわからないって途方に暮れてたら、すごーくわかりやすい教科書を買ってきてくれて、病棟に置いてくれたんです。L先生主催でお昼に勉強会までやってくれるんですよ。弱点！　は息子ちゃんですよねー！　いつも写真見せてくるもの（笑）。

魚の釣り方は教えるけど、魚はあげないのが教育だからね。これ以上喋られると私の恥ずかしいエピソードまで言われそうだからMさんもういいよ！　ありがとう！

……。よし、行ったな。どう？　私のチームメイトは可愛いでしょ？　私は彼らが大好きなのよ。

療法士になりたい人へ

せっかくだから療法士にもインタビューしてみようよ。Qくーん！

はい！ 何でしょう！

あんまり療法士と喋ったことない若い子に療法士のなんたるかを少し紹介してもらおうと思って。QくんがPTになろうと思ったのはどうして？

自分は兄がPTだったのと、もともと筋肉に興味があったっていうのでPT学科のある大学を選びましたね。そんなにPTじゃないといけない、っていう理由はなかったですけど。

Qくん鬼マッチョだもんね（笑）。どう？ PTやっててどこが楽しい？

多分PTに限らずどの療法士もリハナースも、**患者さんの人生をどんどん自分が変えている**のがわかるところじゃないでしょうか。僕は僕が考えたメニューで患者さんのパフォーマンスが良い方に変化していっている時がすごく楽しいですね。メニューの組み方もモチベーションの引き出し方も、**療法士一人ひとりの腕で差が出る**し、自分が担当だからここまで良くなった！って思えるところまでくるとたまらないです。あと教育も楽しいですね。療法士の教育システムの見直しをし先生と進めてるんですけど、自分たちが患者さんを評価してプログラムを立てる時の思考過程って全然言語化されてなくて、それを分解して汎化するのは面白いです。大変ですけど（笑）。あ！ それから美人の先生と仕事ができて、毎日が夢のように楽しいです！

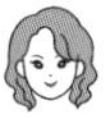

こいつぅ！ わかってるねー！ あとさ、Ｑくんは教える側にもなったけど、後輩にはこうあってほしい、っていう療法士像ってあるかな。

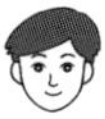

そうですね……。自分はわくリハに就職する前は地域で訪問リハをやっていたこともあったんですけど、その時に「療法士なんていらない！ この練習メニューをやっていれば大丈夫！」っていう施設を見かけて、すごくがっかりしたんです。そこでは療法士は大学生のアルバイトと一緒くらいに思われてたんでしょうね。たしかに特に障害のない人で、一律の練習メニューをこなせる人ならそれでいいのかもしれないんですけど、障害をもった人はそうはいかないはずなんです。やはりなめられないような仕事をする療法士になってほしいですね。

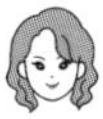

そういえばＱくんはわくリハの新卒採用じゃなかったね。具体的にはどうなってほしいかしら？

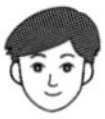

プロ意識をもってほしいです。それには特にプランを立てるところでいい加減にならないでほしいですね。プランを立てるには患者さんの問題点を抽出する必要がありますけど、そのためにはまず評価がちゃんとできないといけません。**ＰＯＳに関わらず療法士は筋骨格系と脳神経系**

のスペシャリストで、**疾患を熟知しているべき**です。肩が上がらないから肩を上げる練習をしましょう、痛いから他の練習をしましょう、では思考停止で、それこそ大学生のアルバイトになってしまうと思うんです。**能力の低下をみたら、一つひとつ対応する機能障害は何かを評価して、それぞれへの介入を考えてほしい。**

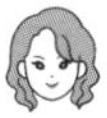

そうそう、そこができていない、というよりそもそもそうやって考えることを教わっていない人が若手に多くて困ったわよね。何で肩が上がらないの？って聞いても、脳卒中だから、って答えが返ってきた時はびっくりしたわぁ（笑）。

三角筋の筋力低下なのか、肩甲帯の異常なのか、そもそも関節内の拘縮なのか、インピンジメントなのか、などなど[94]**画像を見て触って評価できなければプランなんて立てられない**んですよ。骨性だったら単純に肩を上げる練習をしていたって無意味ですからね。痛みだったらその痛みの原因を評価しないと。筋肉なのか、手術の創部なのか、骨折部なのか、はたまた神経疼痛なのか、そこまで患者さんを評価できなければ僕達がいる意味ってないと思うんです。僕が昔働いていた回復期病院のドクターは普通の内科の先生でしたが、隠れた機能障害に気づいていないこともよくありました。後輩たちにはプラットフォームの上で無難なことだけをやっているのではなく、患者さん一人ひとりの障害をきっちり分析して、それに合わせた介入を考えて、必要なら主治医とも連携をとって、一度X線をとった方がいいとか、エコーでここを見てほしいって論理的にアドバイスできる、つまり**監督の視点に立ってプレーできる、プロ中のプロの選手になっ**

94) わからない学生は読み飛ばして下さい。ただ、将来的にはわかるようになってください。

てほしいですね。そのためにも僕たち上の世代が本物のプロの仕事を見せないといけないんですけど。

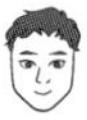

……。大学病院でリハビリのことはリハビリ科に丸投げしちゃってたんですけど、時々リハ科医の先生とか療法士さんから電話かかってきた時は自分たちが全然気づいていなかったポイントでアドバイスをもらえて……。そういうことだったんですね。

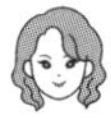

ふふふ、ちょっと難しい話になっちゃったわね。療法士の仕事についてもうちょっとジェネラルにお話してもらってもいい？　Bさんはまだ学生なのよ。

でももうL先生が療法士の仕事については大体話しちゃってるんじゃないですか？

うーん、ジェネラルなこと……。マンツーマンで患者さんの「できる」能力を伸ばす、というのはどの病期でも療法士にしかできないことなので、療法士は急性期・回復期・慢性期のどこでも必要で、今のところは売り手市場ですね。急性期では急性期特有の疾患に対する理解とリスクマネジメントを学べますし、回復期では疾患から生じる活動の障害の知識と、その予後を体得できます。慢性期は訪問リハだと「しているADL」まで療法士がみることもあって、面白いですよ。**在宅こそ腕のある人がやった方がいい**な、って最近思ってます。あと研究者になる人も多いですね。リハビリはまだまだ迷信が多かったりするので、エビデンスを創り出そうとみんな頑張ってます。大学じゃなくてももちろん研究はできて、わくリハにもちゃんと研究室があるんですよ。他にもいっぱいあるんですけど、ちょっと戻らなきゃいけないんでそろそろいいですか？

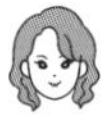

ごめんごめん、ありがとね。参考になったよ。

みんな可愛いでしょ？うちの子たち、私だーい好き。

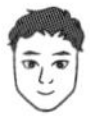

先生もしかして職員の名前を全員覚えてるんですか？

赴任したら監督が最初にやるのはそれだよ。名前で呼ばれるから信頼が生まれる訳だし。職員の誰しもいつ私のチームに入るかわからないからね。

12

リハ科医になりたい人へ

本章のポイント

- リハ科医は監督であり、人とのコミュニケーションは避けて通れない。
- リハ科医はまだまだ正当な認知を受けていない。
- 「一生車椅子である」、と宣告すれば本当にそうなってしまう。リハ科医は重責である。
- 活動医学はそれだけで他科と同様の高い専門性を有している。
- 特にリハビリ科では一流の人間と仕事をしないと一流になるのは非常に難しい。
- リハ科医は働き方の選択肢が多い。

リハ科医の向き不向き

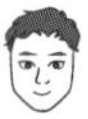

リハ科医でいうと、資質で向き不向きってあるんでしょうか?

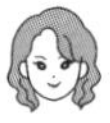

病棟のリハ科医に必要な資質っていわゆるリーダー論の話だからね。挙げればキリがないし、色んなリーダーがいて良いと思うけど、すべての要素がリーダーシップを発揮できること、につながるだろうね。あ、いっぱい喋られなくてもコミュニケーションが嫌いではないことはリハ科医の大事な資質だわね。無口だからって向いてないってことはないのよ。口数は少なくてもコミュニケーションは苦手にしない人っていっぱいいるじゃない? コミュニケーションって訓練だから、少々苦手でもやってるうちにどんどんうまくなってくるんだよ。私も学生の頃は口下手だったし。

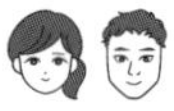

ウソだ!!

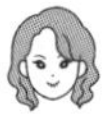

でも、人とのコミュニケーションがそもそも嫌いだとその訓練もしないでしょ。そういう人は嫌々やることになっちゃうから向かないかな。監督の仕事は人と喋らないと何もできないからね。うーん、あとリハビリ科は明るい科だから、明るい人は向いてると思うな。

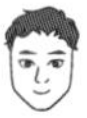

R先生もそうでしたけど、医局の先生達もみなさん明るくてよく喋るんですか?

いや、リハビリ科のドクターはとにかく十人十色だわね。この多様性は科の強みでもあってさ、さっき一〇〇人いたら一〇〇通りって言ったでしょ。むしろ**この状況を創り出せないといけないのよ**。自分と同じ性格とか考え方の人しかいなかったら、より良いプランは生まれてこないじゃない? バリエーション豊かな病棟のリハ科医達が、バリエーション豊かなチームを作る。これがリハ医学の発展につながっていくんだと思うのよね。

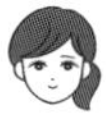

L先生がリハ科医1年目の時に心がけていたことってありますか?

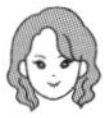

コメディカルと一緒に悩める監督=コメディカルから質問されやすい監督になるってことは、まずは普段からどんどん彼らと絡めばいいって教わってさ。絡まないと人間関係を醸成できないし、そもそも患者さんの状態っていう共通言語をもっていなければ彼らと絡めないじゃない。病**棟のリハ科医の必要最低限の仕事は、コメディカルの仕事を見ることなのよ。リハを見ないで療法士と話はできないし、病棟の様子を見ないで看護師や助手と話はできないわけ。**

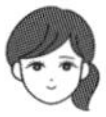

サッカーでも全体練習の時に部屋にひきこもってる監督はいないですもんね。

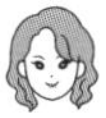

そう! だから私が1年生の時は難しく考えないでとにかくチームメイトとコミュニケーションをとってたわね。早く仲良くなりたかったから、病院の外でも絡みまくってたよ。日本人はやっ

ぱり飲ミュニケーションでしょ！ 腹割って話すと信頼関係が早くできるんだよ。私の師匠は毎年それで車買えるくらい飲み会にお金使ってたよ（笑）。

リハ科医への偏見

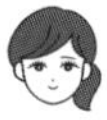

先生はどうしてリハビリ科を選ばれたんですか?

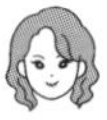

んー、理由はいっぱいあるんだけどね。うちの親が神経難病なんだけど、リハビリに通い始めたらちょっと動作が良くなったのよね。学生の身分ながらその時びっくりしたのが最初の出会いだな。あと臨床実習[95]でその時できたばっかりのわくリハに来たんだけど、そこで今の師匠がリハビリ科と他の科の違いについて説明してくれてさ。これが面白くって、頭の片隅に残ってたのよ。

私は山奥の田舎出身なんだけどね、大学卒業したら地元の病院で研修医になったの。そしたら物凄く忙しい上にどの科でも「患者さんをさっさと退院させる」が至上命題みたいになっててさ……。その病院にはもちろんリハ科医はいなくて、こんなに忙しいのに本当に患者さんのためになってるのかなー、って医療に絶望しかけてたところにリハビリ科を思い出したわけ。それで大学のリハ医学教室に連絡をとったら色々見学に行かせてくれてね。色んな人と喋って、相変わらず凄く明るくて楽しかったからそのまま就職しちゃった。

95）“ポリクリ”といって、医学生はなべて5〜6年生になると実際に病棟で患者さん相手に指導医と一緒に実習を行います。

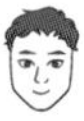

反対されませんでしたか？ 自分の親は開業医なんですけど、実はリハビリ科に興味があるって言ったら大反対されて……。何もできない医者になる、とか言われて困ってました。

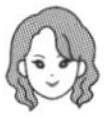

私も色んな人にめっちゃ言われたー！「リハビリ科に進みます！」って言ったらそれまでローテートしてた色んな科の色んな先生たちが「君はそんなに優秀なのに人生捨てる気か！」みたいなこと言い出すんだよ。買い被ってくれるのは嬉しかったんだけど、この人達、何言ってるんだろうってすごく不安になったな。うちの親は医者じゃないから、「いいんじゃなーい」とか言ってたけど（笑）。

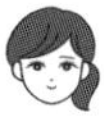

それはやはりリハビリ科の存在が認知されてないことが原因だったんでしょうか？

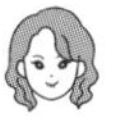

存在を知らない人もいるんだけど、間違った風に認知されてたことが一番の問題だったわね。田舎だとね、リハビリ科の医者っていうと、リハビリ病院で内科管理だけやってるお爺ちゃんドクターのイメージなんだよ。急性期の先生たちが年取って急性期病院を定年した後に再就職する楽な職場、っていう感じなのかな。手術とか救急が体力的に辛くなったらリハビリ科に転向、みたいな。失礼な話だよな。そういう観念をもってると、リハビリ病院の亜急性期～慢性期の内科管理なんて誰でもできる[96]ことをやってる医者＝スペシャリティーのない、Aくんがパパママに言われた「何もできない医者」だと思っちゃうんだろうね。今までみてきたように、実際は究極のジェネラリストかつ活動のスペシャリストで、一流監督として他の科の医者にはで

96) 亜急性期～慢性期の管理をちゃんとやるのは一筋縄ではいきません。骨粗鬆症から頸動脈の状態、術後のインプラントの状態をはじめ、全身の再発と合併症予防をきっちりやる必要があるからです。Do 処方だけで成り立つような甘いものではありません。

きないことをやっている、すごく責任の重い仕事なんだけどね。

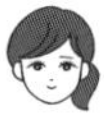

ドクターにも偏見があるとは思うんですが、看護の先輩の話を聞いてると、ドクターがリハビリとか病棟のADLに首を突っ込んでくるのは正直厄介だっていう人もいるんですが……。先生はそういう風な経験ってありますか?

あー、ちゃんとしたリハ科医がいる病院の職員ってすごく私達にポジティブなんだけど、まともなリハ科医と働いたことない人からはネガティブな態度とられることがあるな。これも偏見なんだよね。私も大学病院勤務の時に新しいバイト[97]先ができて、「L任せたっ!」って人事部長に言われてさ、意気揚々と出かけて行ったら「リハ医なんていなくてもちゃんと回ってますから」とか初めて会ったコメディカルにごちゃごちゃ嫌味言われたこともあったわね。

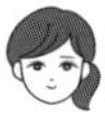

え……。それでどうなったんですか?

ははは、それが全然ちゃんと回ってなかったのよ。アルバイトだから一週間に3時間だけしかいられないんだけどさ、とにかく全部署とコミュニケーションとって、信用してもらえるように頑張ったよ。そのうち前よりうまく行きだしたってことがみんなわかってきたみたいで、辞めるときには送別会まで開いてもらっちゃった。こうやってハードル上げておいたけど後任もちゃんとやれてるみたい(笑)。

やっぱりね、ドクターがコメディカルと関わってくれないところは自然とドクター抜きのシス

97) 悲しい話ですが、大学病院勤務の医師は総じて給料が低く(無給の大学もあり)、勤務時間の合間に市中の病院の外来などのアルバイトに出ることが大多数で、これはリハビリ科も例外ではありません。

テムを作っちゃうんだけど、飛車角落ちで戦うのと駒をフルでもって戦うのってどっちが有利かは自明[98]じゃない？　ドクターが正しく役割を果たせば、そのドクターが組み込まれたシステムの方が結果が良いことは明らかなのよね。その真のチーム医療のためにはドクターがしっかりしないといけないんだけど、それができるのがリハ科医ってわけ。

リハ科医の腕を磨くためには

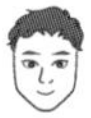
先生、内科の修行を何年かしてからリハ科医になるっていう選択肢はないんでしょうか？

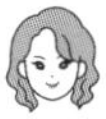
それ色んな研修医に聞かれるんだけど、その質問の裏には「リハビリ科の専門で食べていけるかわからないから、どこかの内科の専門性を確保しておこう」「リハビリ科のやっている内科はショボそうで不安だから、他の科で学んでおこう」って変な防御精神が潜んでるじゃないかな（笑）。

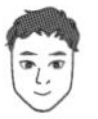
（ぎくっ！）い、いえ、リハ科医に内科管理のスキルが必要なら、それを一人前にしてからリハ科医になった方が良いかなって思っただけです！

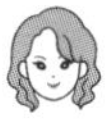
内科管理スキルだけがリハ科医を構成するパラメータではないのがポイントで、活動医学を一緒に身につけることが重要だから、最初からリハビリ科に入った方が良いっていうリハ科医が

98) もちろんいくら手札があっても、船頭多くして……ではチームは機能しません。そこの葛藤を深く経験されているベテランのコメディカルが、リハ科医なんていうよく知らない医師が派遣されて来た時に拒絶反応を示すのは十分理解できます。が、そこを美しく統率してチームを機能させ、パフォーマンスを最大化するのが一流のリハ科医なのです。

ほとんどだね。

変な防御精神一点目だけど、リハ医学の特徴①～⑥にわたって語られてきたようにリハビリ科の専門性は高く、リハ科医はひっぱりだこだから、リハ医学を専門にしていれば余裕で食べていけます。

二点目は、内科一般の知識はリハビリ科でも十分ついてきます。リハ科医からリハビリをとったら一般的な開業医みたいなもんだと思ってくれればいいわね。内科のことに限らなくても、床ずれや急性期で受けてきた手術の傷痕の処置も、排尿・排便の管理も、院内救急も、何でも私達普通にこなしてたでしょ？

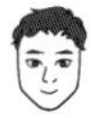

内科のことじゃなくても、たとえば脳神経の勉強をしたいから神経内科に数年勤めるってのはどうでしょう？

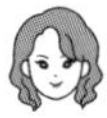

脳神経の患者さんはリハビリ科でも無限に診るからなぁ。十分勉強できると思うけど……。みんなリハビリ科にいるとリハ科医の専門性に気づいちゃうし、時間は有限[99]だから、他科の専門知識は必要になったものだけ座学やその科の先生に聞いて吸収しているわね。他科の専門知識全般を何年もかけて学びに行くのはとても効率が悪いもの。人生は短いわよ。どうしても他の科のことを深く勉強したいのであれば、むしろ最初にリハビリ科で活動を診るっていうメガネを装着してから他所に行くのがおすすめかな。でもそんな人見たことないわね。

99) 専門性とは何か、という話です。外科から脳神経外科や整形外科が分かれたように、人がある分野を極めるのにかかる時間（1万時間とか言われていますが）を分野が超えて広がってしまうと新しい専門分野として分科します。リハビリ科も同様にできた専門分野なので、極めるかつ業績を残すには同じく時間がかかります。

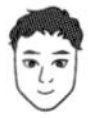

うーん、それではリハ科医の腕を早く磨くにはどうすればいいんでしょう?

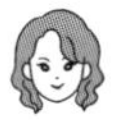

リハビリの診察・アセスメント・プランに限らず、治療や検査の手技も含めて、**ちゃんと最初は腕利きのリハ科医に教わることかな。**ガイドラインがほとんどないんだから、**一人で独自にやっていたらより良い方法を吸収する機会**がないじゃない? 数を経験することも大事なんだけど、それではある程度までしか行けなくて、うまい人のやり方を見ないとそれ以上に上手くはなれないの。

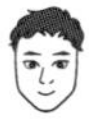

あ、それ外科の先生に聞いたことがあります。「効率的にスキルを覚えるのに手術キャンプみたいなので1日10件とかやれば手術上手くなりますか?」って聞いたんです。そしたら、「数じゃだめだ。うまい人の技を盗めなければ井の中の蛙で終わってしまう」って諭されました。

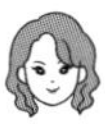

まさにそういうことね。Bさんもバスケうまくなるのに NBA の試合見て研究したでしょ。でも、リハ医学のジェネラルなスキルって動画で落ちてたりしない[100]じゃん? だから、教えてもらえる環境にいることはとても大事なんだよね。**一流の人と仕事をしないと一流になるのは非常に難しい。**Aくんも B さんも将来何科に勤めてもいいんだけど、きちんとした指導者のいる施設で修行を積むのが良いと思うよ。

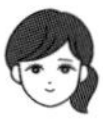

でも先生、リハ科医はそもそもすごく少ないのですよね? さらに勤務している先生は忙しいし、指導できる余裕のある施設っていうと凄く少ないんじゃないでしょうか。

100）注射や徒手手技を始め、各論の中の各論の解説はビデオがあったり学会で講習があったりするのですが、リハプログラムの立て方といった総論分野はめっきりありません。筆者は仲間と他学会に出向いてこのワークショップをしていますが、やり始めて理由がわかりました。とても 90 分では終わらないので、動画や講習会の枠に収まらないからです（笑）。

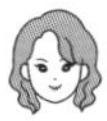

Bさん鋭いわね……。回復期病床はどんどん増えていて、現時点で9万床[101]あるのよ。しかもリハ科医は回復期に限らず、どの病期でも介入する必要があるから、急性期も、在宅も、大学病院も、どこにだっていないといけないでしょ？ つまり**働き場所は増えてひっぱりだこなんだけれども、人数の増加が追いつかない**、と。すると結局リハ科医もなかなかに忙しくなっちゃうんだよね。そうすると確かに若手を指導できる施設っていうのは、ある程度リハ科医が固まって存在しているところになっちゃうかな。教えてもらえなかったら訳もわからずひたすら患者さんをもたされるだけになっちゃうからね。

ほれ、そろそろ装具外来だから移動するわよ。最初の患者さんはうちのデイケアで診てる人なんだけど、もう足の装具が壊れそうなのよ。直せるのか作り直しにするのかを療法士と装具士と一緒に考えるから、カルテで予習しようか。

101) 令和元年現在の数字です。リハ専門医が2,500人程度ということを考えれば、専門医のいる回復期病棟・病院は非常に少数であることが算出できます。

リハ科医のココが楽しい

はい、いっちょ上がり。今日型取りして、来週仮合わせってことで。ふー、次の人までもうちょい時間あるからまったりできるわね。あれ、難しい顔の人が二人。

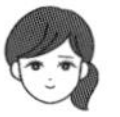

うーん、ちんぷんかんぷんでした。脳卒中後の人で、脚がピーンと突っ張ってしまいやすくて、歩くと足先が引っかかってしまうから、それを抑えるために作った脚の装具だってことはわかったんですが、突っ張りが弱まってきているからこの装具はやめて、の辺りからポカーンでした……。予備知識がないからだと思うんですが……。話を聞いてる限りではL先生は外来で時々患者さんの装具のメンテナンスをされてるんですか？

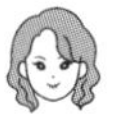

まぁ初めての人が15分で装具を理解するのは厳しいよね。この時間はリハ科医の専門性の見学だと思っててちょうだい。

そうそう、私外来で必ず装具の調子診てるよ。パーツのあるものは必ず緩むし壊れるもん。緩みが強くなってきたら歩き方も変になる[102]し、患者さんが歩いてる時にバキって壊れたら転んで怪我するでしょ。さっきの脚の装具も構造さえわかっちゃえばレンチとマイナスドライバーである程度修正できるから、私ができることは外来でやってるよ。外来で装具の車検（笑）するのもリハ

102) リハ外来をやっていると時々装具を作りっぱなしで放置されている患者さんを見かけます。足の状態も装具の状態も継時的に変化するものなので、どの科の先生もぜひ診察室に入ってくるときの歩き方や装具の状態を毎回見て頂けるとありがたい。手遅れの歩容になってから紹介される人が少なくないので、些細なことでも何か変だな、と思ったらぜひ早め早めにリハ科医に紹介してほしいです。

科医の仕事なの。子供の頃から機械いじりしまくってたからね、こういうのは得意なのよ。

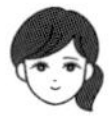

L先生……とっても楽しそうですね。

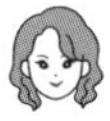

うふふ。私はねー、リハビリが大好きなの。病院は毎日趣味で来てるようなもんなのよ。装具外来もリハ外来も監督としてのお仕事も、他の科の先生では満足に務まらないでしょ？ 整形外科の先生が骨の手術が楽しいっていうように、活動を診るっていうリハ科医の専門性を発揮して患

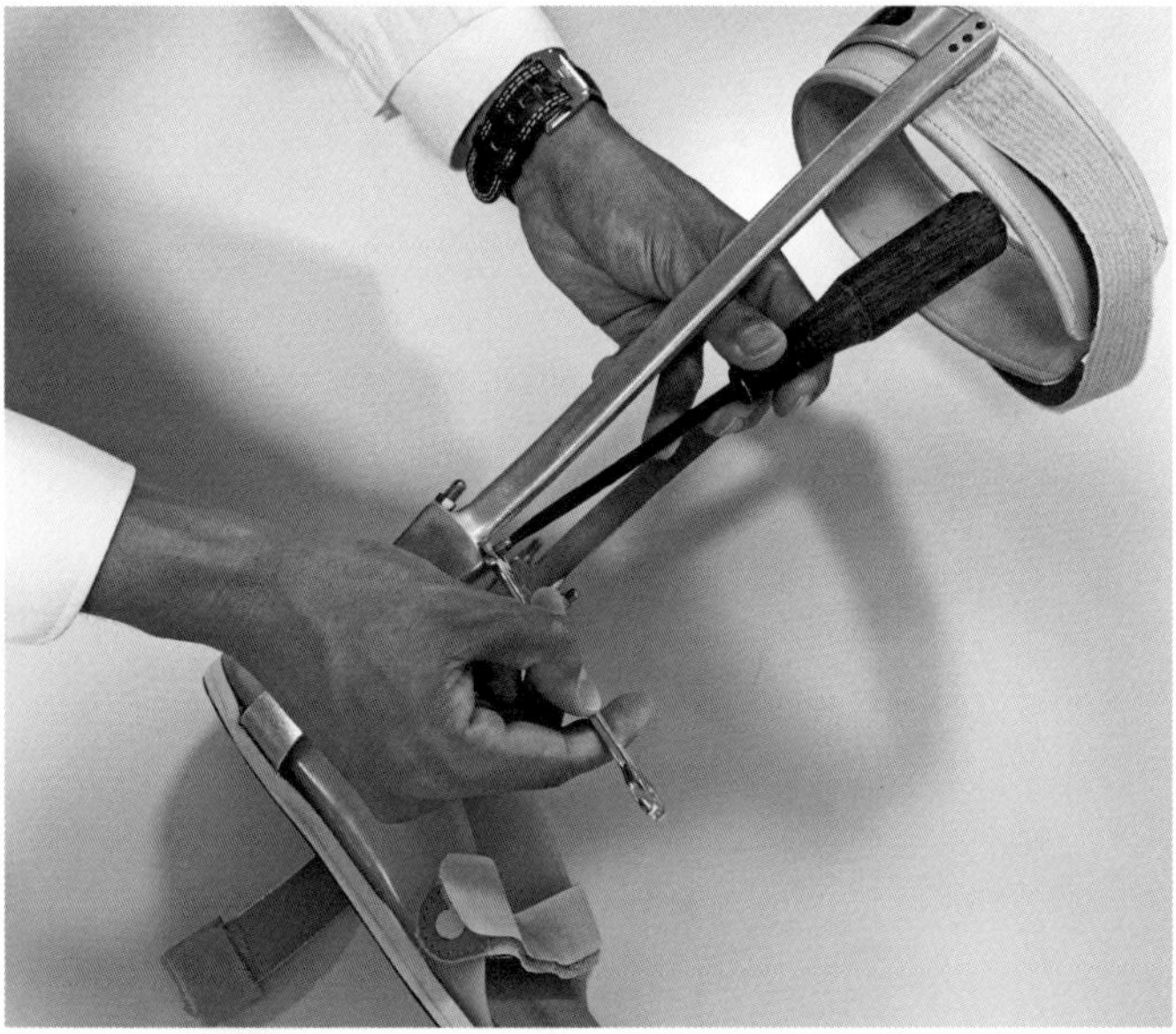

図14 ダブルクレンザックを調整している様子
メンテナンスが必要な短下肢装具の一例。この装具はジョイント部分で金属同士がコンタクトし摩耗するため、部品の調整や交換が必要になる頻度が高いです。

者さんのお役に立てるのは凄く楽しいのよ。

かつ100人いたら100通りだから、私のチームはリハ科医の中でも私がマネージメントしてこそ最大の仕事っぷりを発揮するってのが最高に面白いわけ。たとえば優秀な人って指示を待っているんじゃなくて、やれることを自分で探して実行するでしょ。そんな風に病棟の文化をし先生色に作ってしまえば、患者さんのためにやれることがすごく増えていくじゃない。私っていうリハ科医の色を出すことが患者さんの利益に最大限なっているわけ。リハ科医の誰がやっても一緒では全くないの。スポーツのチームでも監督が代わったら優勝したとか負けたとかあるでしょ。こんな楽しいところないよ。

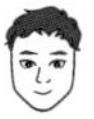

うーん、リハビリ科はすごく楽しそうなんですけど、僕は親の跡をいずれ継がなきゃいけないと思うんです。先生さっき「リハ科医からリハビリをとったら一般的な開業医みたいなもの」って言ってましたけど、開業されてる先生はいらっしゃるんですか?

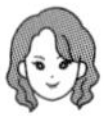

リハ科医は活動のスペシャリストであると同時に、他の科の知識も広く備えている究極のジェネラリストでもあるって習ったでしょ。こんなに開業に向いてる科は他にないって思うんだけどなぁ。内科を診るだけじゃなくて、リハビリを使って地域の活動にも介入できるのよ? リハ科医は診療所やってる人もいるし、自分の回復期病院を建てちゃった人もいるし、ちゃんとしたリハビリをやるんだ! って言って県の半分くらいに介護保険の事業所を展開してる大先輩もいるのよ。同窓会で会うと皆さん苦労もしてるけどめちゃめちゃ楽しそうね。

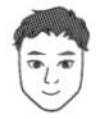

へー！ 他にリハ科医の働き方ってどういうものがあるんですか？ 地域、回復期、急性期以外だと……。

んー、21世紀は激動しそうだからもう既存の形が通用しないかもしれないけど、今の形態でいうとあと3つあって、大学スタッフと教授とその他ね。どれも特殊だけど、大学スタッフはRみたいに研究しながら大学病院の臨床をやって、かつ学生や研修医にも教える教職員。大学はそれこそ全年齢全疾患の患者さんがひしめいてるから、特殊疾患の人の活動も診られるわけ。それこそ新しい発見だらけで楽しいわよね。あと大学はリハビリ科もいっぱい人がいて、他の科のドクターもいっぱいいるから、私は絡める人が多くて楽しいってのはあったかな。旦那も大学で見つけたし（笑）。研究はみんな没頭してるわよねー。研究の楽しさは明日Rがみんなにアツく話してくれると思うよ。**あと教育は楽しい！ チームメイトを教育するのも学生や研修医を教育するのも同じで、人に教えるのが一番勉強になるし、数カ月～数年後にすごい成果になって還ってきたりするからね。**

　そして教授だけど、今はリハビリテーション医学の講座って日本の医学部にはそんなにないって言ったじゃない？ だから講座がない大学に新設される時は教授が必要なんだけど、そもそもリハビリ科は人が少ないから今ならなりたい放題ね。ドクターに限らずコメディカルの学部も新設の嵐だから、わくリハで働いてた看護師や療法士も教員になったりしてるよ。

　その他、だとベンチャーで起業してる先輩もいるなぁ。あ、あと専業主婦……、だけどリハ科医は私も含めて産休明けたら臨床に戻ってくる人が圧倒的に多いわね。働きやすいし、何より楽しいんだろうね。やっぱり。

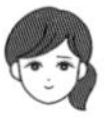

お聞きしていると、**リハ科医は将来の選択肢が多い**ように思います。つまり、どこに楽しみをみつけたか、で自分の未来を選択していけばよい、と。

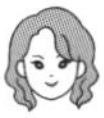

専門性を備えたジェネラリストって、言ってみればどこにでも付加価値をつけられるんだよね。**人生一回しかないんだから、**既存の「医者」っていう身分にとらわれないで、どんどん楽しいことをやってけばいいと思うよ。

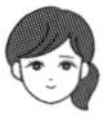

先生、将来はどうされるんですか？　ずっと回復期で働かれるんですか？　それとも大学病院とか急性期病院で働かれるんですか？

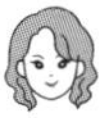

今は回復期が楽しいからもうちょっと続けようと思ってるんだけど、いずれ子供が大きくなったら地元に帰りたいわね。私が研修医の時にリハビリ科に入るのを善意で止めようとしてくれた先生たちを、見返す……じゃないけど、正しくリハビリ科を理解してもらって、私の故郷の医療をより良くしたいのよ。親もそろそろいい年だから、何かあった時に正直私からするとリハビリ科がしっかりしてない病院には入院してほしくないのよね。故郷なのに親を看られないなんて悲しいじゃない。あと、私が帰って土地の研修医にもちゃんとリハ医学を教えたら、若い子にもリハビリ科にもっと興味をもってもらえて、人も増えるかもしれないでしょ？　そうすると地域全体のリハビリの質も底上げできる、と。あはは！　**リハ科医はやることいっぱいだわね！**

　さて、後で家屋評価に行くから、君たちはそろそろ出かける準備をしよう。時間内に保育園にお迎え行かないと気まずいからね。ちゃんと定時で終わらせるよ。

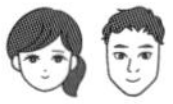

はい！

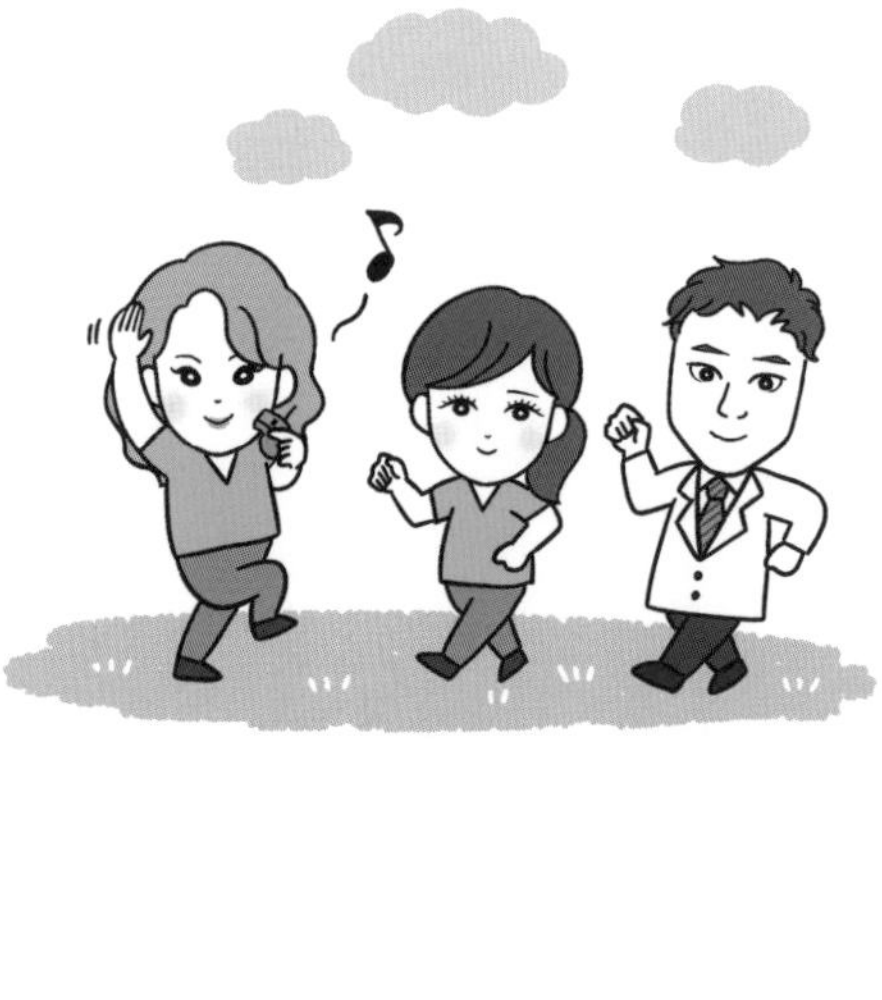

13

リハビリテーション医学の未来

本章のポイント

- リハ医学では活動にまつわることは何でも研究の対象となる。
- 研究対象範囲が広い、つまり分野としてレッドオーシャンになりづらい。
- いま日本で起きている社会問題が将来他国でも起きていく。
- 個々人の活動を改善させるだけでなく、リハ医学は社会問題の解決にも取り組む。
- リハビリ科の研究では学際的交流や他科連携が日常的に行われている。
- 行政や民間企業とのタイアップも数多く行われている。
- 枠にとらわれず、何でも構わないので一歩踏み出して、昨日と違うことをやってみよう！

思い出そう、夏休みの自由研究

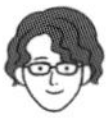
お早う！ 昨日は一日わくリハお疲れ様でした。大学病院とは大分違ったでしょ。

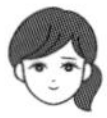
一昨日ここでR先生に教えてもらっていたのがすごく昔のことのようです……。昨日はとても濃い一日でした！ 楽しかったです！

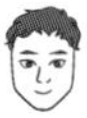
L先生が色々アツく教えてくれました。リハビリ科はかなり魅力的に感じるんですが……先生、少し聞いていいですか？ 先生はどうしてリハ科医になったんですか？

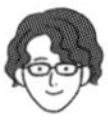
え。リハビリ科しかないでしょ。こんなに未来のある科は他にないと思うけどなぁ。それじゃあ、今日の午前は二人をラボに案内しよう。僕は研修医の時にリハビリ科の研究を見せてもらってリハ科医になろうと決心したからね。多分Aくんの疑問にも答えられると思うよ。研究棟で実際にモノを見ながら話した方がわかりやすいし。

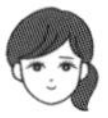
大学病院の研究棟では大学院生とかではなくて、ドクターも研究されているんですか？

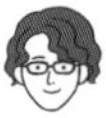
ははは、そうだよね。学生からしたら大学病院の研究なんてイメージつかないよね。大学って、

各教授を中心に研究室があって、そこに所属している人は誰でも研究をしてるんです。学生もお医者さんもそうだし、**リハビリ科だと療法士も看護師も、研究をやりたいあらゆるコメディカルがその研究室＝教室に集まってきて**、めいめい自分のやりたいことをやっています。それではまず医学研究ってものの性質について軽く知るところから始めましょう。Aくん、医学研究を大きく2つに分けるとどういうものがあるかな？ Bさんにもわかるように説明してみて。

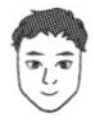

えーと、臨床研究と基礎研究です。臨床研究っていうのは実際に患者さんに新しい治療や評価を試してみてその結果を分析するもので、基礎研究っていうのはその前の段階で理論や治療法を創り出すための研究……でしょうか。

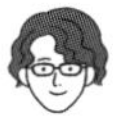

うん、おおむね良いですね！ みんなのイメージだと、できた薬を患者さんに実際に投与してみるのが臨床研究、薬の分子構造を決めたり、動物実験とかで効果判定をしている過程が基礎研究、みたいな感じじゃないでしょうか。他の切り口でいくとどうかな？

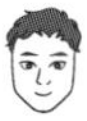

他に……。あ、昔ウェットとドライとか習いました。顕微鏡で細胞を見ているのがウェット、ドライは水分に触れない……つまり体の中のものを直接とってきて見たり、薬を合成したりするのとかではなくて、アンケートの結果の統計をとったり、ある治療法の効果に関する色んな論文をまとめて、その治療法の真の効果を調査したり、とかですかね。

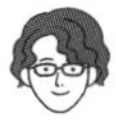

良い良い。色んな切り口があるとは思いますが、僕の思う大事なのは別にあります。そんな難し

く考えないで、「伝統研究」と「自由研究」、っていう切り口です。伝統研究っていうのはその教室が伝統的にずっと取り組んでいる課題の研究ですね。

自由研究っていうのは子供の頃やった、あの夏休みの自由研究ですか？

そのとおり！　夏休みの自由研究！　Bさんは小学生の頃に楽しかった自由研究って覚えている？

覚えてます、覚えてます！　ドライアイスでアイスクリームを作ったのはとっても楽しかったです！　それからフルーツで電池も作りました！　オレンジに電極刺したら豆電球がついたのは感動しました！

うぅ……モノが平成[103]だなぁ……。オニイサンが子供の頃は土に加える家庭ごみの種類別朝顔の成長速度の比較（魚の皮の圧勝。ただし、鉢植えではなく庭植えかつ朝顔は総数3苗）とか長距離飛行可能な紙飛行機の構造研究（今考えれば当然だが、薄く丈夫な紙の方がよく飛ぶ。洋書の表紙を破って使用したために怒られる）とかやってたんだけど、僕は凄く楽しかった。でも、夏休みの宿題は全然楽しくなかったんですね。この違いはやっぱり、自分で研究課題を選べたからだと思うんです。

　話は戻るけれども、僕がリハビリ科に興味をもった最大の理由は、もうそこかしこで大人の自由研究が行われているからなんです。さてお二人、今や小学校はとっくに卒業して大学生と社会人だけれども、今、何か解決したい問題はありますか？

103) 筆者が子供の頃は親の監修が入らなかったために安価にでき、かつ危険がほぼ0なもので頭を使っていた気がしますが、今の子供達はかなり親子ともに気合が入っているので羨ましいです。まさに寄付講座で豪華な研究状態です（笑）。

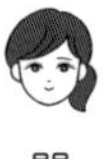

問題……。私は重い障害をもった子供達が旅行に行きづらいのを何とかしてあげたいです。

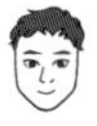

うーん、朝が苦手なので、パチっと目覚められるようになりたいです……ってこういうので良いんですか？

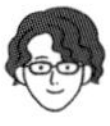

素晴らしい！　両方とも大人の自由研究のテーマにぴったりじゃないですか！　そういうのでいいんですよ。研究っていうと何か小難しいイメージがあると思うんですけど、シンプルに課題を設定するのはとても大事です。そこから課題を解決する手段に落とし込んで、その手段の効果を研究を用いて証明していく……と。

お、Bさんびっくりした顔をしてるね。ふふふ。今二人が挙げてくれたようなことをお固いアカデミックな「大学」で研究してもいいのか？　ってことだね？　たしかにたとえば心臓の外科の研究室で今の2つを課題に設定して研究するのは難しいでしょうね。やはり心臓外科にまつわること……血液の循環動態や心臓自体や手術などなどを課題にしないといけない。でもほら、ここはリハビリ科ですよ。リハビリ科は何にまつわる科なんでしたっけ？

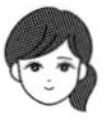

あ、活動です！　だから**活動にまつわることは何でも研究の対象となる**、っていうことですか？

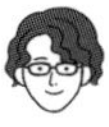

そうなんです！　Aくんの言ってくれた、寝る・起きる、は活動ですよね？　Bさんの言ってくれた子供の旅行なんてまさに活動そのものです。つまり、**活動にまつわる範囲は非常に広い**。ほとんど何を課題にしてもOK状態[104]です。

104) もちろん研究にはお金がかかるものが多いので、ファンディングも含めて自分できっちり計画しないと研究は立ち上がりません。

研究におけるリハビリ科の強み

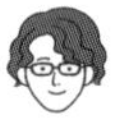

ではリハ医学の特徴、言い換えればリハビリ科の強みを少しおさらいしてみましょう。表4にしてみましたが、①～⑥をまとめると、「リハ医学は活動をみて活動に介入する科である。活動の障害はあらゆる患者さんで出得るので、リハ医学は全身の構造とあらゆる疾病の知識が必要となる。そして、活動に介入する時はチームで介入し、その介入の仕方は有機的で、一つの決まった方法に収束することはない」ということになります。

ここから考えられる強みのまず第一点目ですが、お二人ともこの数日初めて触れる知識と考え方がほとんどだったように、リハ医学は今のところ、教育機関と教育者の数が限られていることから、まだまだ学問として理解者が少数なんですね。活動をみる、人の手で良くする、患者さん自身が頑張る、チームで戦う……ということがわかっている人が世間にあまりいない。他の領域の研究者がこういった「活動」にフォーカスして研究するのは少しハードルが高いんですよね。動物実験にしても活動の領域になる

表4　リハ医学の特徴

特徴①	リハ医学は活動医学
特徴②	リハ医学は年齢・臓器別にあらず
特徴③	リハ医学は時と場所を選ばず
特徴④	リハ医学は患者さんが患者さんを良くする
特徴⑤	リハ医学は真のチーム医療
特徴⑥	リハ医学は 100 人いれば 100 通り

と、ちょっと前まではマウスの活動の評価すらなかったんですから。

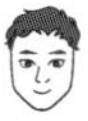

つまり知識が専門的で、**競争相手が少ない**のが一つの強みである、と。

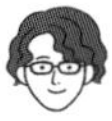

そう、実は専門知識であるというのは強みでもあるが弱点でもあるんだけどね。これは後で解説するとして、強みの第二点目に行きましょうか。それは**研究の課題も手段も**、**非常に範囲が広い**、ということですね。活動に関するものが研究対象になるから、さっきお二人が言ってくれたように普段疑問に思っている、またはちょっと不便な活動に関係することが何でも課題として設定できるし、解決手段としても特にこれをしてはいけない、ということはない。そこかしこにお宝が眠っているかもしれないんです。

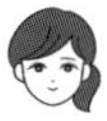

リハ医学の中で一つのトピックが凄く注目され、もし参入者が多くなっても、それ以外も有意義な研究対象が無限にある、ということですね。

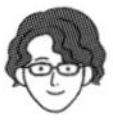

そういうことです。つまり、**分野としてレッドオーシャン**[105]**になりづらい**んですね。

高齢化社会は世紀の大チャンス

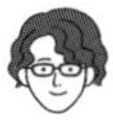

さて、これら二つ以外にも、日本のリハ医学に関しては社会環境からの追い風という強みもあり

105) 競争相手がひしめき、血で血を洗う競争が繰り広げられている状態です。多数の手垢がすでにつきまくった分野になります。

JCOPY 498-06730

ます。日本は世界でも最速で高齢化しているのは習いましたよね？ すでに日本は総人口における65歳以上の人々の比率（高齢化率）は20％を優に超えていて、超高齢化社会を迎えています。これに伴ってさまざまな社会問題がクローズアップされるようになりました。

よく話題になるのは自動車運転ですが、少子化も相まって介護者が不足し、独居や高齢者のみの世帯が増加することで、そもそも移動に限らず生活全体の再設計を日本全体で考えなければならなくなってきています。つまり、入院している高齢者だけでなく、疾患をもち、活動の障害を抱えながら地域で生活（＝活動の集合体）している人たちの活動を考えなければならなくなってきているんですね。Bさん、ふと思いつくことでいいので、おじいちゃんおばあちゃんたちが今困っていることを挙げてみてください。

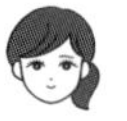

そうですね。脚が痛くて買い物に行けない、重いものを運びにくくて家事ができない、湯船がまたぎづらくなって入りづらい、電話が聞き取りづらい……とかいっぱいあると思います。

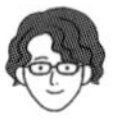

いいですね。身体面だけでもまだまだ出てきますが、これに有病率の高い認知症[106]がからんでくるとさらに生活の援助が必要になります。さて、色々と高齢者が困っていることを出してもらいましたが、これらの**活動の問題に対する医学界からの切り口は、今までほとんど細胞からだったんですね**。脚が痛いのであれば良い痛み止めを作ろう、軟骨の再生をやってみよう、認知症であれば疾患そのものの治療薬を開発しよう、などなど……。もちろんこういった切り口もとても大事なのですけれども、開発には時間と不確実性が伴う。そして、**人間の老いそのものを**

106) 内閣府資料の平成28年版高齢社会白書では、2025年における高齢者の認知症有病率の将来推計は5人に1人と見込まれています。

止めることはできない。であるならば、細胞からだけではなく、活動からも介入していくアプローチが当然必要ですが、このアプローチもまだまだ足りないと言わざるを得ません。リハビリテーション自体の研究もですが、代償を活用する方法もまだまだです。

代償っていうのはつまり、自分で動けないのであれば他人にやってもらったり、動きを補助してくれる装置があれば良いってことです。代償手段に関連して、介護保険をはじめとした法整備自体は進んでいても、研究・開発になるとまだまだ発展途上なんです。これらの研究の詳細は後で実物を見ながら説明するとして、ちょっと考えてみましょう。Aくん、L先生が乗っているみたいなガソリンを使う自動車って、研究は発展途上だと思う?

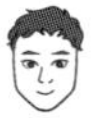

燃費とかはまだ良くなるかもしれませんが、耐久性も含めてすでにかなり高い水準には達していると思いますけど……。

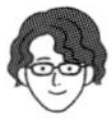

ですね。つまり、世界中の人々が研究しまくった結果、ガソリン自動車はとっくに社会実装されて、高品質のプロダクトとなって普及しています。逆に高齢者の活動のことを考えてみると、歩行補助一つとってみても、みんなに受け入れられて普及しているプロダクトは杖くらいです。けれども、発展途上で有効なプロダクトも出てきていない、ということは、新しくその研究を始めるに当たってはむしろありがたい話なんですね。そして研究の結果できたシステムやプロダクトは、すでに超高齢化社会であるここ日本でもりもり実証実験ができる。では、ここで海外に目を向けると?

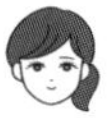

授業で習いました。2030年には西ヨーロッパの主要国と北米が超高齢化社会に、中国が高齢化社会になると予測されています。

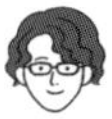

そう！ つまり、**今日本で起きていることが続々と他の国でも起きていく**んですよ！ なので、今世界から日本は大注目されています。そこで我々が高齢化に関連する問題を研究し解決していけば、そのまま高齢化社会を迎える国に輸出できますよね。失われた10年から始まって、平成を通して日本は苦渋を舐め続けて[107]きましたが、泣きっ面に蜂と思われていた**少子高齢化は見方を変えればピンチの後の大チャンス**なのです！ それでは研究棟に行って、実際にモノを見ながら解説していきましょう。

未来を描くリハ医学の取組み ―デバイス編

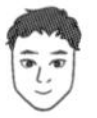

うわー！ 色んな機械が並んでますね！ これ脳波計ですか？ リハ医学の研究室って本当に全身を研究しているんですね！

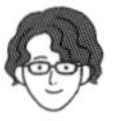

ふふふ、実際にモノを目の前にすると説得力があるよね。さて、リハビリ科の研究っていうとやっぱり患者さんが得体の知れない機械をつけてリハビリしてるっていうイメージだと思うんです。得体の知れない機械のことを我々はデバイスと呼んでいます。さまざまなデバイスが世の

[107] 平成はIT革命の時代だったと筆者は考えますが、mixiやiModeといった素晴らしい和製プロダクトがありながらも、日本はGAFAと呼ばれる巨大IT企業に市場を独占されてしまいました。

中にはありますが、このフロアには情報収集用デバイスと治療用デバイス、そして身体拡張用デバイスがたくさん置いてあります。

情報収集用デバイスから説明を始めようと思いますが、その前にリハビリの話を少しおさらいしておきましょう。活動の障害に介入するには患者さんの活動がどのような状態であるかを把握して、そこから実際の練習はどうすればいいのかを考える必要がありますよね。しかし患者さんの活動の状態を把握するといっても、第10章で少し触れたように、**活動というものはすごくふわっとしています。**たとえば脚の筋力や関節の角度は測って数字で出すことができるけれども、それらが集合したパフォーマンスである「歩行の障害」を細かく数字で表すのはとても難しい。なんとなく歩行が良くなったように見えるけど、それがどう良くなったのかがわからないと次の戦略が立てられないですよね。なので、**リハ医学の仕事の一つは「ふわっとしたものの定量化」**です。

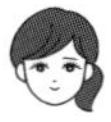

わくリハのカンファで皆さんが耳慣れないスケールを使って麻痺の重さや生活の状態を表現されてましたが、リハ医学の研究ではそうしたスケールも開発しているということでしょうか?

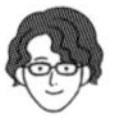

まさにそうです。麻痺の重さの評価は皆さんはほぼ筋力のみでしか教わってこなかったでしょうが、リハビリ科では回復過程や各関節のパフォーマンスなど、さまざまな切り口のスケールで評価しますし、生活の状態も7段階18項目に分けたスケールを使ったりします。いずれもリハ医学の研究対象ですね。

さて、これらの評価はいずれも評価者が患者さんのパフォーマンスを目で見て評価するものですが、評価者の目という不確実なものを排した切り口で活動を定量的に評価しようとするものが情報収集用デバイスです。たとえばこのデバイスは腕時計のように見えますが、加速度計が内蔵されていて、つけた人の手や脚の動きの量や敏捷性を解析できるようになっています。人の皮膚に直接貼るデバイスもあります。これなんか親指ほどの大きさしかありませんが、筋電計といって、体に貼り付けてその真下の筋肉の活動を計測できます。それではこのピンポン玉は何だと思いますか？

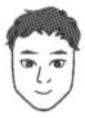

いっぱいあるところを見ると……全身につけて運動の情報をとるものでしょう

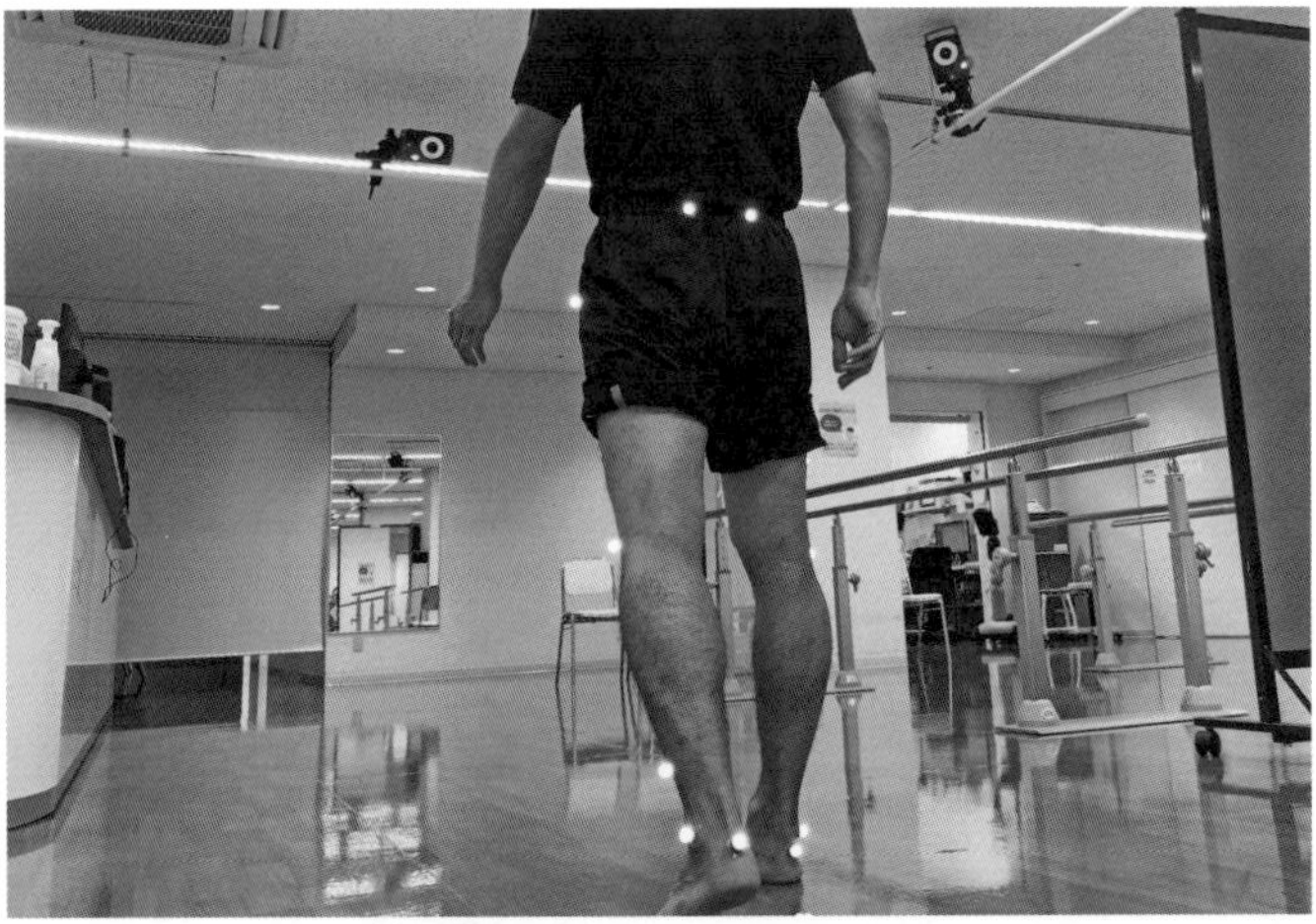

図 15　VICON での歩行解析
光学反射式三次元動作分析装置、VICON での歩行解析の模様。被検者の腰と下肢に光学反射式マーカー、天井には計測用のカメラが写っている（インターリハ株式会社より許可を得て掲載）。

か？

正解！ これは映画やゲームを作る時に役者さんの体にたくさん取り付けて、モーションキャプチャをするものといったらわかりやすいかな。お隣の部屋の天井にところどころスポットライトのようなものがついてますよね？ あれでピンポン玉（反射マーカー）の動きを3Dでトレースしていくんです 図15。

もちろん我々はこれをエンターテイメント以外の用途で使っているのですが、たとえば歩行の解析で説明すると、歩行の評価の切り口っていっぱいありますよね。歩き方、スピード、スタミナ、重心などなど多々思いつきますが、歩き方に関しては今まで実際に目で見て評価していたものが、デバイスを使うことで3Dで継時的に詳細なフォームを評価できるようになったんですね。こうして**新しい技術を活動の評価に応用していくのもリハ医学の大事な仕事の一つ**です。もっとたくさん紹介したいのは山々ですが、時間がないのでお隣の部屋にいきましょう。次は治療用デバイスです。

治療用デバイスは実際に患者さんがそれを使ってリハビリの時間に練習する、ということでしょうか？

正解！ Aくん、ゲームは好きかな？

大好きです！ ゲームのために初任給で60インチのテレビを買っちゃいました。

戦闘機のゲームとかで酔っちゃったことってある?

自分がプレイしている時だとないですけど、他人のプレイ動画を観ていると時々ありますね。

そう、それは3D酔い、ともいいますが、映画館でも画面が揺れるようなコンテツだと視聴者が車酔いみたいになることがあります。これは視覚に脳が騙されているということですよね。これを利用して脳卒中後の麻痺を治療する方法も研究されています。これはKiNvis（図16：キンビス）というシステムで、拡張現実（仮想現実の一種）と呼ばれる方法を用いて、視覚的に麻痺の手を正常に運動する人工の手（コンピュータグラフィックスや健康な手の動画）の映像に置き換えるというしくみです。そうすると、麻痺の手が映像と同じように動くような錯覚が自分の意志とは関係なく湧き出してきて、脳の中でも脳卒中で障害を受けた、麻痺の方の手を動かす部分の回路が活性化して手の動きが良くなる、というものなんですね。この技術は手だけでなく体の他の部分にも応用が可能なので、研究が進められています。

　さて、今度は向こうを見てください。画面付きのウォーキングマシンを使って歩いている人がいますね。あれは何をしているんだと思いますか?

まさに歩く練習をしているんだと思います。患者さんは天井から吊られているんですか? あとよく見ると片脚にモーターみたいなものをつけていますが……。

よろしい! よく見てますね。あれも脳卒中後の麻痺の治療に使うデバイスで、ウェルウォーク

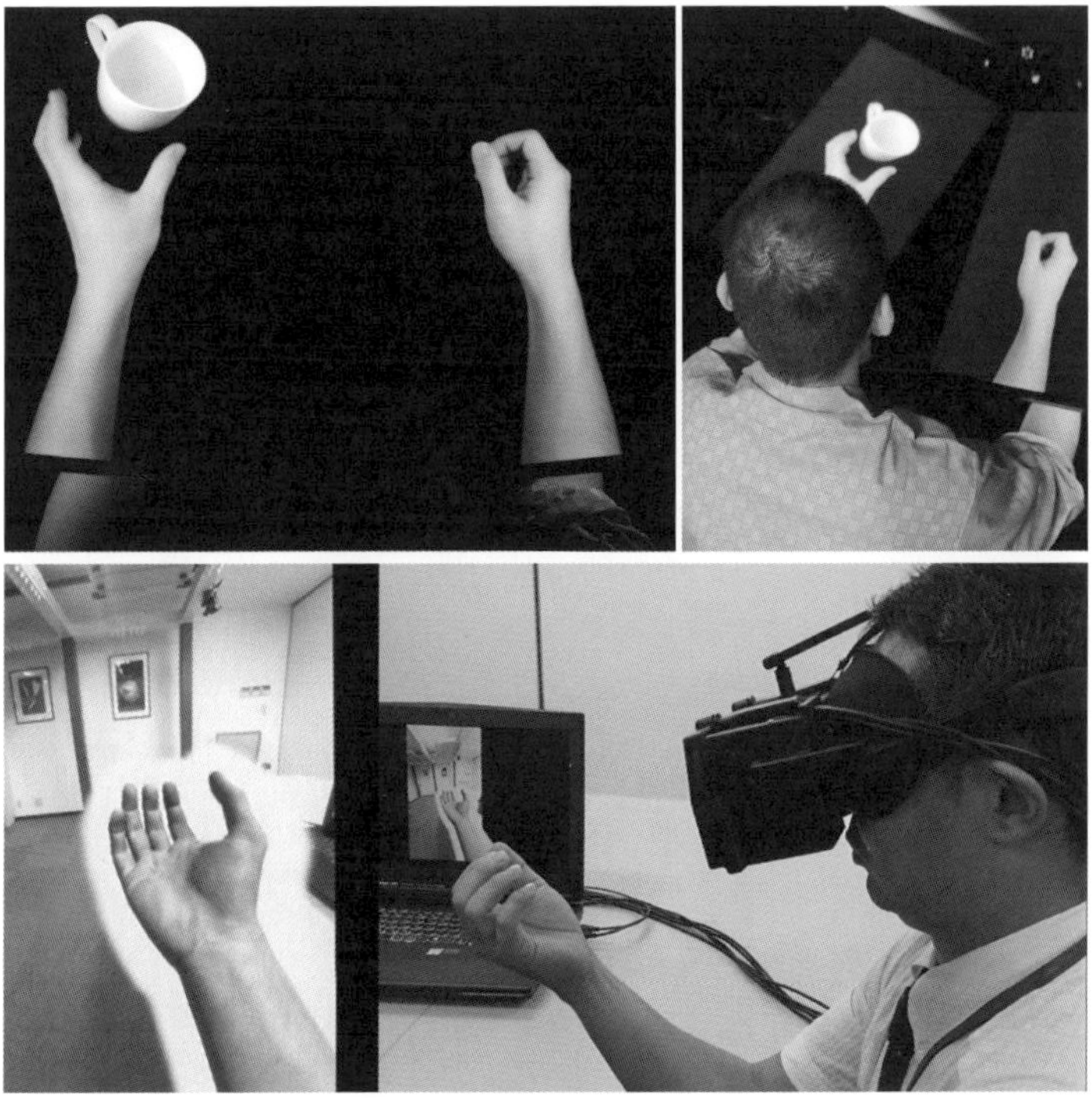

図 16　KiNvis

KiNvis（KiNesthetic illusion induced by visual stimulation）のシステム（慶應義塾大学、金子文成特任准教授より頂いた写真を掲載しています）

というロボットです図17。重い麻痺の人だと歩く練習がやりにくいんですけれども、ウェルウォークを使うと麻痺の脚につけたロボットが膝のパワーを段階的に補助してくれるので、より効果的な練習ができます。

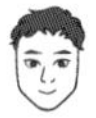

でもR先生、こういうデバイスにはコンピューターが内蔵されてるんですよね？ 作りたくてもプログラムを組んだりとか、マシンの設計を考えたりとか、全然手が出ないんですけど……。

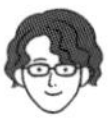

ははは！ リハビリ科の研究室といえどもさすがに製造まで自分たちで完遂するのは難しいですよ。これらの治療用デバイスはリ

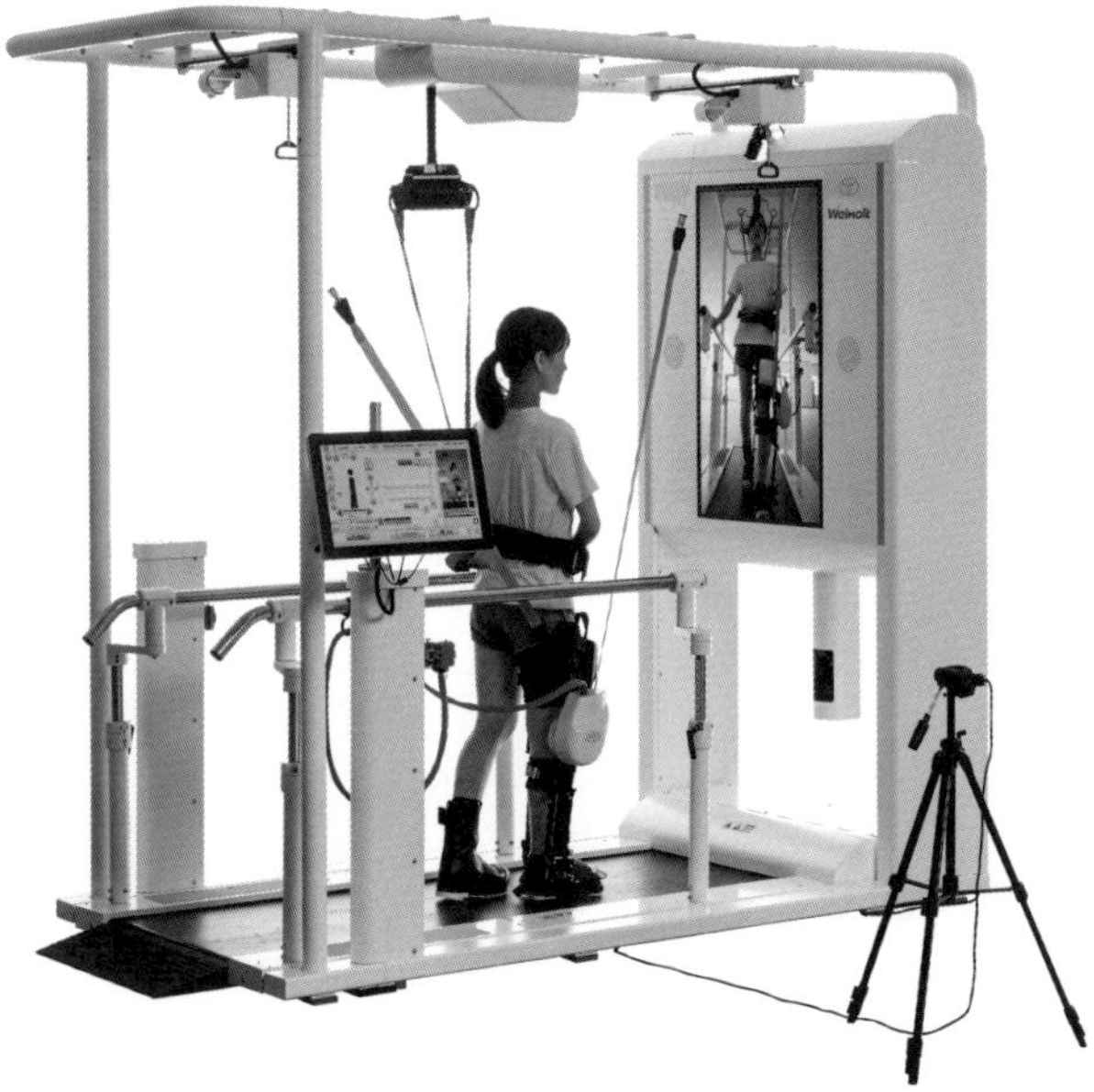

図17 **ウェルウォーク** WW-2000（トヨタ自動車の許可を得て掲載）

ハビリ科が企業とタッグを組んで開発したものです。アイディアと実装はリハビリ科の医療者が、実機の設計の細かい部分と製造は企業が、というように分担して開発しているんです。

　さて、身体拡張用デバイスに移りましょうか。身体拡張用デバイス、名前は難しいですが、身近にあるものでいってしまえばメガネや杖が該当します。メガネは人間の身体でも入力装置の一つである視力の拡張デバイスですね。視力が弱ってしまった人でも入力装置＝センサーの機能を拡張させて、世界を見やすくしている訳です。杖は対照的に、入力のためのセンサー機能ではなく、出力の一つである歩行の拡張デバイスですね。足の力が弱くなっても、代わりに杖が体重を分散してくれる。それではその歩行に関していうと、足を切断してしまった人の身体拡張用デバイスだと何を思い浮かべますか？

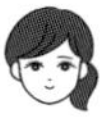

義足です。

そうですね。義足も進化していて、お値段は張りますが、走ったり階段を普通に上り下りできる電子制御の関節が開発されています。両足にスポーツ用の義足をはいたランナーがオリンピックに出た[108]なんてこともありましたね。
　一方、障害のない人でも身体拡張デバイスを使っています。遠くにある小さいものを見ようと思ったら双眼鏡、山道を登るんだったら登山杖がありますよね。その延長で、向こうにぶら下がっている白い外骨格は見たことあるんじゃないでしょうか。パワードスーツとも呼ばれることもある、重いものを持ち上げて運ぶ時に力をサポートしてくれるマシンです。リハビリ科はどう

108）南アフリカのピストリウス選手は同国代表として両側カーボン義足を装着し、ロンドンオリンピックに出場しました。

してもこういうデバイスをみると障害のある人に応用したくなってしまうので、これで麻痺を治療しようという研究はほうぼうで進められています。ただ、少子高齢化による働き手の不足は避けられなくなってきており、一人あたりの仕事の効率を上げられるデバイスは各所で求められています。『攻殻機動隊』の世界[109]ではないですが、人の能力をさらに拡張できる技術をリハビリ科でもどんどん研究・開発していきたいですね。

109) 大ヒットした士郎正宗原作のSF漫画です。作中では近未来の究極の身体拡張として脳以外の全身をサイボーグ化（作中では義足・義手の延長で“義体化”と表現されています）し、人間以上の能力を手に入れた人々の世界が描写されています。

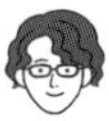

目でみてインパクトが大きいのでデバイスから紹介してきましたが、リハビリ科はデバイスに限らず、さまざまな研究を行っています。

図18を見てください。これはロボティックスマートホームといって、高齢者や障害のある人がより快適に、安全に自分の住まいで生活が送れるようにするための総合パッケージの研究です。利用者の室内移動の補助システムがあって、メイドさんの役割を果たしてくれるロボットがいて、体内の状態を含めて危険をモニタリングしてくれるシステムがあって……、と。一昔前だとこんなのドラえもんの世

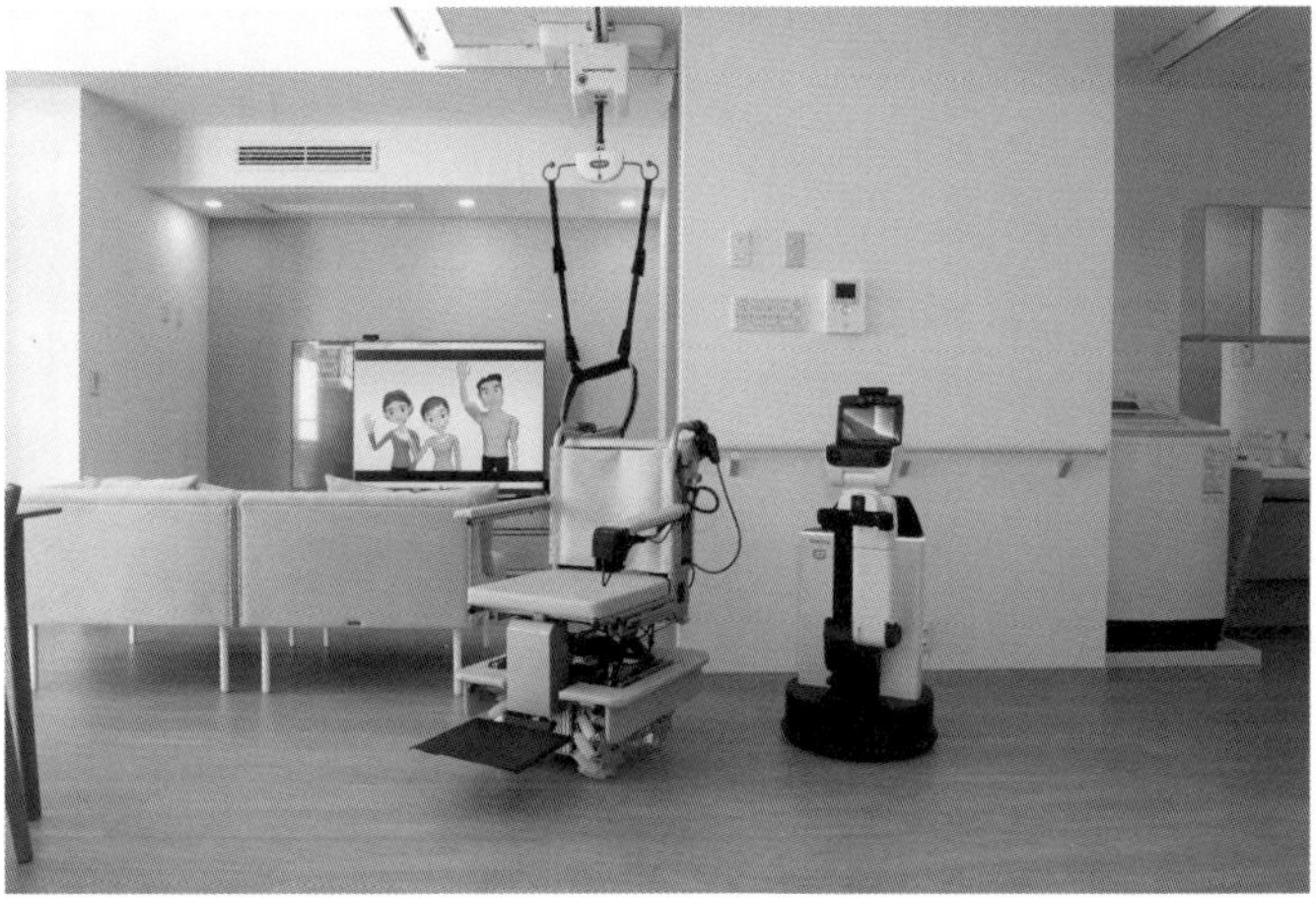

図18 ロボティックスマートホーム
右からコンシェルジュロボット（トヨタ自動車の生活支援ロボット Human Support Robot: HSR）、室内移動補助のための車椅子型と天井走行リフト型のロボット、テレビモニタータイプのコミュニケーションデバイスが写っている（藤田医科大学より許可を得て掲載）。

JCOPY 498-06730

界の話でしたけど、現在リハビリ科が企業や行政とタイアップして実証実験を進めています。

ただ、ここで強調しておきたいのはリハ医学は疾患や障害をすでにもっている人を対象としている（2次・3次予防）だけでなく、疾患や障害の発生を未然に防ぐべく、障害や疾患のない人々も対象に活動を励行する（1次予防）ということです。

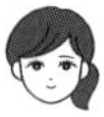

とすると、こういったシステムを特に障害のなさそうな人にも適用しているのでしょうか？

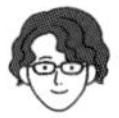

そもそも活動を低下させない、させるような疾患にかからせない、というのは至上命題ですからね。そしてリハ医学は活動の集合である生活にフォーカスするものであって、人の生活＝地域そのものだから、リハ医学は地域との親和性が非常に高いともいえます。リハビリ科は介護保険システムでも地域とつながっていますが、もっと全体にアプローチできる方法はないか研究しているグループもあるんですね。地域の行政と連携して高齢者の多い団地内に大学生が居住しやすくして互助を促進したり、市内に運動教室を設置したりとさまざまな取組みを行っていますが、持続可能かつ効果的なシステム作りの研究を今も続けています。
さて、予防の話になったので、リハ医学の社会的な取組みも少し紹介しましょう。Aくん、〝災害リハ〟という言葉を知っていますか？

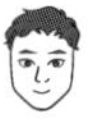

災害リハ……。あああ！そういうことか！避難所で生活せざるを得なくなった高齢者は活動が元より低下する人が多いから、廃用になってしまう！

Aくんも活動医学の考え方に慣れてきましたね。あの痛ましい東日本大震災の時は、生存者の方々は無傷の人がほとんどだったんです。なので、震災直後から高齢者の不活動による合併症が心配されていました[110]。整えられた自宅環境とリハビリも含めたサービスのもとで成立していた機能の維持が、被災した瞬間から難しくなるのは想像できますよね。Aくんが言ってくれたように、たとえば避難所だったら安全に動ける場所もなければ付き添ってくれる人もいないから、エコノミークラス症候群になったり、床ずれができてしまったり、転倒してしまったり、なんてことがすぐに発生しそうです。そこで、被災地の福祉機能が回復してくるまで、地元と全国のリハスタッフ（もちろんリハ科医もです）がリハビリ支援チームとして避難所や施設、住宅における現状把握と住環境整備、リハビリテーションといった支援を行いました。その後も地震・豪雨・台風と、と大きな災害の度に活動しています。**被災地医療では救命も大事ですが、まだ元気な大勢の方々の活動にも目を向けて、彼らが二次的な被害にあわないように全フェーズの予防をきっちりしておく必要があります。**

　では引き続き予防の視点から活動の低下を考えてみましょうか。若くて元気な人でもそこで生活しているだけでどんどん寝たきりになってしまう場所があります。それはどこでしょう？

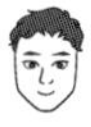

漫画喫茶です！

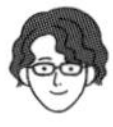

座布団一枚！だが動けるのに自分の意志でソファーに寝たきり、というのはナシにしようか（笑）。

110) 栗原正紀．災害時のリハビリテーション　連携と今後の展望　リハビリ支援関連 10 団体の活動から．リハビリテーション連携科学．2012; 13: 28-34.

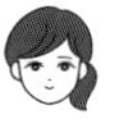

あ……宇宙でしょうか？　たしか筋力が落ちてしまって、骨も丈夫ではなくなってしまう、とドキュメンタリー番組で紹介されていたと思います。

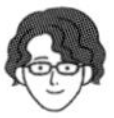

そう、実は重力下というのは人間にとってはフィジカルを維持するのに必要な修行空間なんですね。なので重力を取り去った宇宙空間で生活していると、頑張って活動しているのにBさんが言ってくれたような加齢と同じような現象が急激に進んでしまうんです。さて、この宇宙空間でのいわゆる廃用症候群を診るのはどの科でしょう？

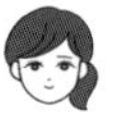

結局は活動の問題だから、リハビリ科なのではないでしょうか？

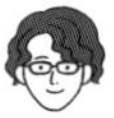

そのとおり。宇宙空間で生活すると楽チンではあるかもしれませんが、その分ある程度運動負荷をかける必要があります。さらに帰還後の寝たきり飛行士を1G下に再適応させるにはリハビリをしなければならない。発想を逆転させると、すでに寝たきりの人は重力のないところでリハビリするのが良いのかもしれません。転倒なんて起こり得ないですからね。加齢様現象のメカニズムの解明・創薬も含めて、このように宇宙医学はまさにリハ医学の研究分野なんです。

　この流れで少し細胞の話もしましょうか。リハ医学の研究で基礎研究……つまり、動物やプレパラートを使ってはいけない、ということはもちろんないんです。そういった研究設備があるところに行って研究すればいいんですね。整形外科の研究室に出向して、脊髄損傷のネズミさんを使って、神経幹／前駆細胞（幹細胞の一種）移植による神経再生の研究をしているフェローもい

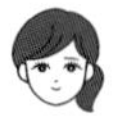
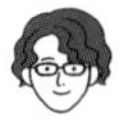

ます。神経の可塑（かそ）性という言葉を聞いたことはありますか？

生理学で習いました。神経系は常に機能も構造も変化している、ということだったと思います。

そう、神経の可塑性はリハビリの効果としては象徴的なものです。運動によって分泌が増える神経栄養因子というタンパクは、あたかも薬のように神経の再生や保護を進めることが動物実験からわかっているんです。今話題の脊髄や脳の再生医療でも、何の細胞にでも変化できる「幹細胞」をただ植えるだけでは思いどおりの細胞へと増殖してくれなくて、一緒にリハビリをすることが重要です。リハは再生医療でも扇の要なんですね。どうしたらより大きな回復をもたらせるか、リハ医学を深いところで理解し、発展させるために、他の動物や細胞レベルでの研究も大切です。

ふぅー、そろそろいい時間なのでまとめ[111]に入りましょうか。今日見てきたように、リハ医学の研究はリハビリ科だけで完結できるものももちろんあるのですが、タイアップの研究も数多くあります。**リハビリ科は活動にフォーカスしているので、最先端の研究と日常診療の垣根が低く、他科連携や学際的な交流がごく当たり前に存在するんですね。**僕もふとアイディアを思いついたら、さくっと理工学部の先生や他の科の先生、企業の担当者に相談してみたりしていますし、逆に相談されることもよくあります。アイディアが街づくりやシステムづくりに関するものであれば、役場や官庁にも足を運ぶ、と。**コラボ自由なんですね。**楽しい上に未来がありまくるでしょう？　一番最初の話に戻ると、僕はリハビリ科のラボを当時の師匠に案内してもらって、あ、リハ科しかないなって思ったんですよ（笑）。

111）紙面の都合で紹介できなかった研究が無限にあります。各施設でやっていることも違うので、読者の皆様は興味が出たらお近くの大学のリハ医学教室を見学してみてください。見学申し込み可能な施設は日本リハ学会のHPにリスト化されています。

打って出よ！

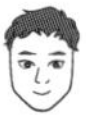

R先生は先ほど、リハビリ科は競争相手が少ないのが良いところ、とお話されていましたが、人を増やしていきたいんですよね？ でもそうなってしまったら逆に競争相手がたくさんできてしまうのではないでしょうか？

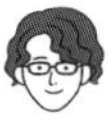

うん、他の科とバッティングしないというのは良いことだけど、研究以前にそもそもリハビリ科に**人が少ないと、科自体が滅びてしまうんですよ。**僕も学生の時は人が少ないのは良いことだ、チャンスじゃんって思ってたんですよね。そして実際にリハ科医になってちょっと自信がついてきて、他の医者ができないことをやってる少数精鋭集団なんだへへンってしばらく調子に乗ってました。でも少し立ち止まってみると、リハ医学はたしかにユニークだけれども、コモンでもありますよね。ほぼすべての患者さんに多かれ少なかれ活動の障害は出る。そしてリハビリ科のスタッフが少なければ、その障害に適切に介入することができない。**水をあげている木はよく育つけど、森全体が枯れていってしまったら何にもなりません。**研究にしても同じです。そもそも人が少なかったらマンパワー的に研究が進まないし、全体の研究者数が少なくてもリハビリ先進国になることはできない。僕の大先輩の名言があって、「ユニークの暗い片隅にいてはいけない」って教わったんです。**暗い片隅は確かに秘密基地的な楽しさはあるかもしれないが、仲間**

うちで盛り上がっていても人は増えない。そして他者から認識されなかったら、価値を保存することができない＝滅びてしまう、ということです。

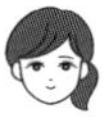

人を増やし、かつリハ医学の価値の理解者を同時に増やさなければならないということですね。なるほど……プロモーションはそこまで積極的にしてこなかったんでしょうか？

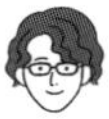

コメディカルにもドクターにも、今までリハ医学界全体でそれなりに頑張ってプロモーションしてきました。ですが、現実を見ればそのアプローチの方法も量も、まだまだ足りないものがあったんでしょう。現に医療関係者でも我々のことを整形外科の一部だと思っている人が圧倒的に多いです。

　人を増やすという点ではこれからリハスタッフを志すのは若い人ですが、我々の数が少ない以上、若手の大多数には正確な情報が伝わりません。彼らにアプローチするには、やはり若手を教育する他の分野の人々に我々の存在を正しく理解してもらうことが必要です。人を増やそうと思ったらシンパを同時に増やすことをしないといけなかった。つまり、リハビリ科界隈だけではなくて、リハ医学以外の分野にも積極的に打って出て、我々の存在意義を広めるというのが遠回りに見えて実は近道なんじゃないかと思うんです。

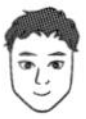

うちの大学病院はリハビリ科がしっかりしてるって、他の科の先生はよく言ってますけど……。院内では他の科の先生にはそれなりに伝わってるんじゃないかと思います。

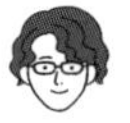

たしかにリハスタッフが頑張っているところでは診療・治療そのものがリハビリ科のプロモーションになっているかもしれませんね。でもせっかくリハスタッフがいるのであれば、我々の評価を上げるのみならず、もう少し高いレベルでの理解[112]の普及がほしいところなんです。そして院内の診療の質を上げることで他分野にアプローチすることももちろん重要なんですが、今まで我々が診療を頑張ってきた結果としては、院外への波及効果はそこまでなかった、というのが実情です。目の前の木を育てつつ森も豊かにするのであれば別のアプローチも考える必要がありますよね。

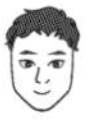

リハ医学以外の分野へのアプローチ……っていうのはリハビリ科に親和性の高そうなところにでしょうか? とすれば院外では具体的にどういう分野になるんでしょう?

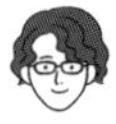

たとえば日本プライマリ・ケア（PC）連合学会で講演をしているスタッフもいますね。PC医っていうのはいわゆる総合診療医や家庭医、というイメージでいいと思います。総合病院から離れたところで機能するべく、彼らは人々の身近な主治医として、多様な症状に対応できなければなりません。つまり、リハ科医同様に彼らもすべからく活動を診られる必要があるんですね。けれども、今まで述べてきたようにリハ医学を学ぶ機会はほとんどない。コメディカルも多く所属している学会ですが、ニーズはある[113]にも関わらず活動に関連した演題はまばらです。教育セッションにも応募できるので、コメディカルもリハ科医も積極的に出かけて行って、研究成果のみならず総論・各論をプレゼンテーションしてくるのがベストですね。あとは看護学会です。

---

112) 大学病院でもドクターに限らず病棟看護師含めたコメディカルまで自分の患者さんのリハビリの様子を見に来てくれるようになるのが完成形の一つです。

113) 筆者らのグループは毎年 PC 連合学会で演題を出させてもらっていますが、年々視聴者が増えて、100 人を超えるセッションになってきました。やはりリハ医学の知識のニーズは高いです。

回復期リハビリテーション病棟協会の研究大会という回復期の学会もあるのですが、そこから飛び出て、看護学会でもリハナースを中心にリハビリ科のスタッフ達がどんどん考え方や成果を発表していく、と。

ただ付言しておきたいのは、活動の障害が臓器・年齢関係なく出るものなのであれば、活動医学に親和性の高そうな分野、というのは実は我々の色眼鏡で、**「すべての分野はリハビリ科と親和性が高い」**はずだ、と思っています。いろいろな分野に共通言語をみつけ出して、自分たちから積極的にコミュニケーションをとっていけばいい。僕らは活動の場をどんどん広げていっているところです。**居心地のいい場所から打って出て、日本の、世界の医療の質を上げるために新しいコラボレーションを探していく。**

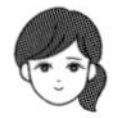

あの……対外的にプロモーションするのも大事だと思うのですけれども、学部の教育をもう少し充実させた方がいいと思うんです。うちの大学の看護学部もリハビリ科の授業はありましたが、正直各論ばかりでイメージがつきにくかったという印象です。

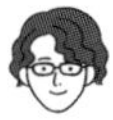

鋭いご指摘です！ 我々の至らないところでもあるのですが、仰るとおりで、日本の大学はどの職種も国家試験を通るためにどうしても座学を充実させる場になってしまっていて、実学の研修は就職後に各施設がめいめい頑張っているのが現状です。なのでコメディカルにしてもドクターにしても、卒業して次の日から必要になるスキルや知識を学生の時に教わっていなかったり、体験していなかったりすることが多々あるんですね。ここでクリティカルなのは、リハ医学が人

との関わりの学問であることです。患者さんの生活は患者さんに会わないと学習できないし、チーム医療が座学で伝わるんならこんなに苦労していません。つまり、もっとリハ医学の本質を身につけることができる実学教育へと我々自体も内容を変えていかなければならない。そこも頑張っている最中なのですが、実学を教えるには当然少人数のクラスターかマンツーマンになるので、人手がいるし手間がかかるんですね。すると、どうしても日常の診療業務や差し迫った仕事があるとそちらに注力してしまって、教育が後回しになる。

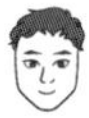

うーん、たしかに学生の時は臨床実習で放置されることも多かったですね……。

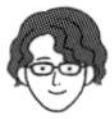

学生時代は色々な科に配属されて臨床実習をしますよね。随分前にはなりますが、僕の時も放置されることがよくありましたし、他のあらゆる職種も同じだと思います。仕事をしているスタッフは忙しいから、学生の方でスケジュールを調整するのが当たり前のような空気が流れていました。でも、それでは若いみんなに自分の職種・科の面白さや大事なことを伝える大チャンスを失っていることになるんです。ことリハビリ科にとっては千載一遇の、唯一のチャンスといっても良い。教育を雑用と捉えないで、他の業務と同じくらい重要な仕事と定義し直すべき[114]です。これは一人でやっていてもうまく行かなくて、教室全体で取り組まないとなかなか成功しない取組みなんですね。かつ、教育の意識付けは日本のリハビリ界全体で旗振りをしていく必要がある。一人ひとりが負のスパイラルから打って出て、今までと違うことを始める時がきているんです。小さくてもいいから変わらないといけない。Bさん、教育者になりたいと思いますか？

114) 学生は目の飛び出るような学費を払って教育を受けにきています。教員も学生も、学費以上の効果が当然期待されているということを常々リマインドしておくべきでしょう。

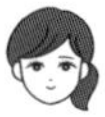

私は……そんなに話すのは得意ではないので、あまり向いていないと思います……。

うん、よくわからないものに対して無意識にハードルができてしまうことはもちろんあるよね。しかし**何事もリハビリと一緒で、やってみないとわからないんじゃないかな**。僕は臨床家であり研究者であり教育者です。でも最初はただのドクターでした。**教科書を読む方から書く方になろう**と思い立った時は周りに凄い先輩がいっぱいいて、こんな人達と張り合いながらできるのかな、もっとのほほんと過ごすこともできるんじゃないかな、なんて思ってたんですね。しかしそこから一歩打って出て、実際に少しずつ新しいことをやり始めてみました。そうすると、楽しいことがいっぱいいっぱいいっぱい出てきたんです。**何事もやってみるとプロセスと結果がわかるし、さらにその中の何が自分にとって楽しいポイントなのかがわかってきます。**やってみてうまくいかなかったこともよくありますが、そこから得られる莫大な教訓も含めて、打って出た先には必ず新しい発見・新しい世界が広がっているはずです。

我々リハスタッフの働いているところはある意味隔絶された世界で、患者さんを一生懸命みているだけでもそれはそれで楽しいし、やりがいがあるので完結できます。けれども一歩引いて外の世界を見渡すと、今まで話してきたように臨床や研究、プロモーション、教育などなど、やらなければならないことが無限に見えてくるんですね。**目の前の患者さんを良くするだけでは日本、世界は良くなってこなかったんです。**話は大きくなりましたが、だからといって心のハードルを一度にどかんと飛び越えようとしなくても大丈夫。小さなことから始めてみればいいんです。知らないことについて論文を読んでまとめてみるのでもいいし、自分のチームの取組みを発信してみるのでもいい。枠にとらわれないで、学生も職種もなにも関係なく、みんなで打って出て、何でもいいから昨日と違うことをやってみましょう！

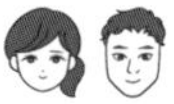

R先生アツいです!!

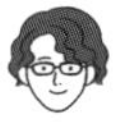

ありがとう！　二人とも熱心に聞いてくれるから僕も楽しいですよ。それではリハ医学のなんたるかはここらへんまでにして、後は各論に入っていきましょう。せっかく二人ともリハビリ科の見学にまとまった時間をとってくれたので、ひとりひとりの患者さんの活動をじっくりみて、勉強していってくださいね。

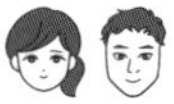

はい！

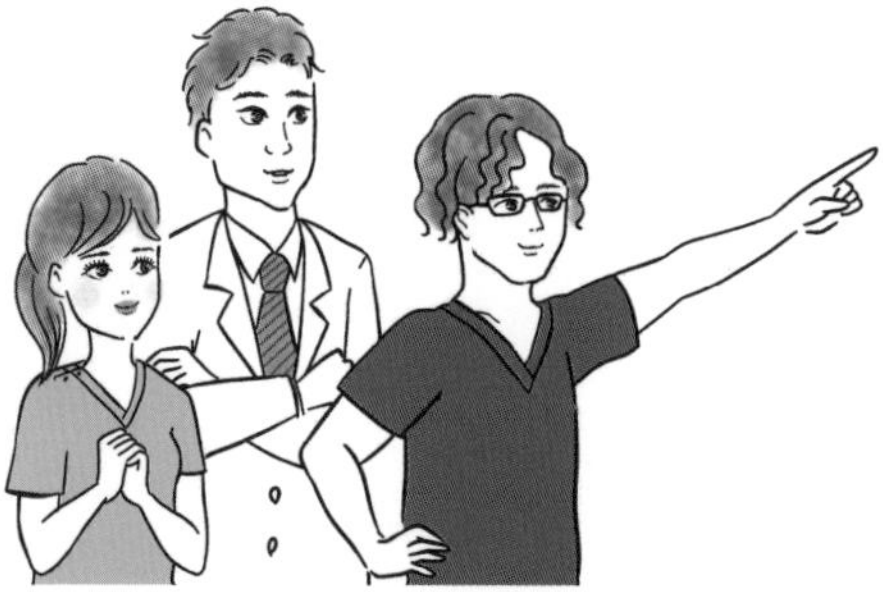

あとがき

　本文でも述べたように、リハ医学は正解が（一つでは）ないので、色々な人が色々な考えを持っていて良いと思います。この本はあくまでも僕の考える切り口でのリハ医学の解説ですから、完璧ではないでしょうし、反論もあるでしょう。でもそれはとても良いことで、みなさんが学会などで僕を見つけてくださったら、楽しく議論しつつ理論をブラッシュアップできれば幸いです。

　また、理想論や理想的なシステムを書いているにすぎないと指摘される方もいらっしゃるかもしれません。けれども、今までリハ医学の理想を提示した本があったでしょうか。日本一、世界一のクオリティを達成する道筋を考えるためにはどう思考を整理すれば良いか、を共有することで、施設間の差を埋める手助けができるのではないでしょうか。

　このように、総論を書くことはさまざまな意味があったのだなぁ、と書き終わってからあらためて俯瞰しているところではありますが、本当はリハ医学に本来出会わないはずだった人がリハ医学に触れるきっかけになってほしい、というところが一番の目的でした。皆さんにここまで読み進めて頂けたということは、当初から目指してきた〝リハビリと触れ合うための、決して固くない教科書〟という構想は実現できたかな、とそれなりに満足しています。初学者の読者の方はこれでリハ医学に興味を持ってくれたら最高です。そして、初期研修医の読者の皆さんは是非リハ医学教室に見学に来てください。

　この本が少し難しいようでしたら、より初心者向けのリハビリ入門本として、僕の先輩の川上途行先生が書いた物語、『ナースコール！　こちら蓮田市リハビリテーション病院』（ポプラ文庫）があります。こちらもぜひ読んでみてください。

教科書を一冊書くのは初めての経験でしたが、非常に頭を使う作業で、集中力が必要でした。でも頭を使うのが趣味なので、とても楽しい半年間でした。そして書いてたらわかりました。僕、リハビリが大好きで大好きでいつもリハビリのこと考えてます。このような素晴らしい体験ができる機会を与えて頂きました中外医学社企画部の五月女謙一様、そして出版にあたりまして最後まで修正に腐心して頂きました編集部の輿石祐輝様、ありがとうございました。細かいところまでめんどくさい筆者で恐縮です……。全編にわたって可愛いイラストを描いて頂きましたさえじま画太郎先生もありがとうございました。これからのご活躍をお祈りしております。

作中のわくわくリハビリテーション病院は内装やシステムなど、一部を東京湾岸リハビリテーション病院を参考に創作させて頂きました。院長の近藤国嗣先生、ありがとうございました。そして、13章で快く写真提供・レジェンドの校閲をしてくださった皆様の優しさに執筆中は泣きそうでした。改めて厚く御礼申し上げます。最後に、この本を手に取って読んで頂いたすべての方々に心からの感謝を申し上げます。ありがとうございました。

須田 万豊

著者略歴

2012 年　慶應義塾大学医学部 卒業
2014 年　慶應義塾大学医学部リハビリテーション医学教室 助教
2018 年　日本リハビリテーション医学会専門医

はじめてのリハビリテーション医《い》学《がく》 ©

発　行	2021 年 1 月 10 日　1 版 1 刷 2024 年 6 月 10 日　1 版 2 刷
著　者	須《す》田《だ》　万《ま》豊《ぶ》
発行者	株式会社　中外医学社 代表取締役　青木　滋 〒 162-0805　東京都新宿区矢来町 62 電　話　(03) 3268-2701（代） 振替口座　00190-1-98814 番

印刷・製本/三報社印刷㈱　〈KS・YK〉
ISBN978-4-498-06730-1　Printed in Japan